零概念也能樂在其中！

瞭解醣類的功能&機轉

圖解 人體最便捷的能量來源醣類

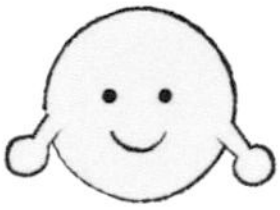

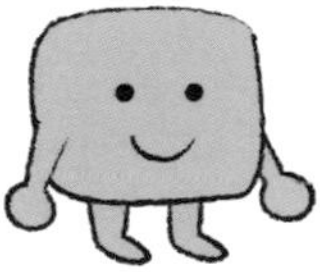

日本長野松代総合病院減重科部長
前川 智

徐瑜芳／譯

你知道多少呢？

關於「醣類」。

生活中經常會看到「減醣飲食」、「無醣」等，和醣類相關的用語，但是你對醣類是否有正確的認識呢？

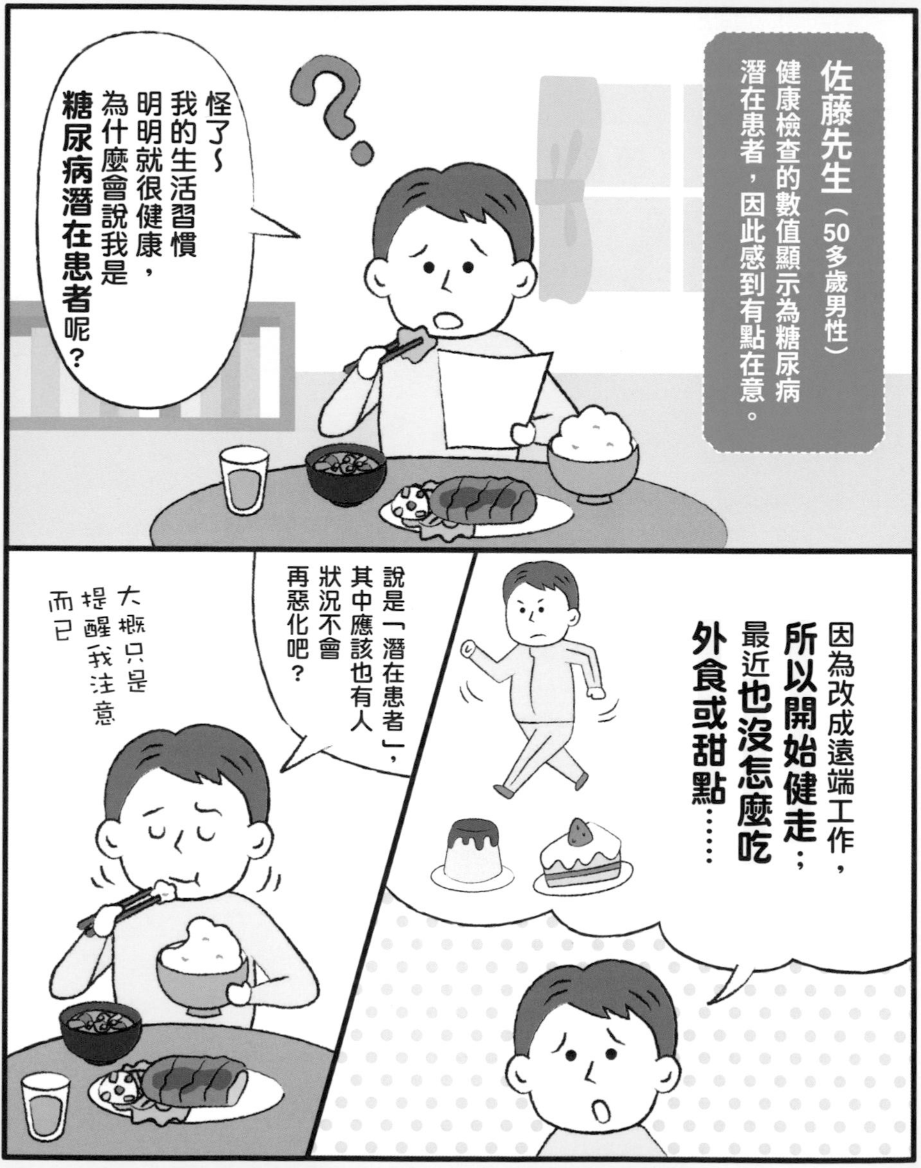

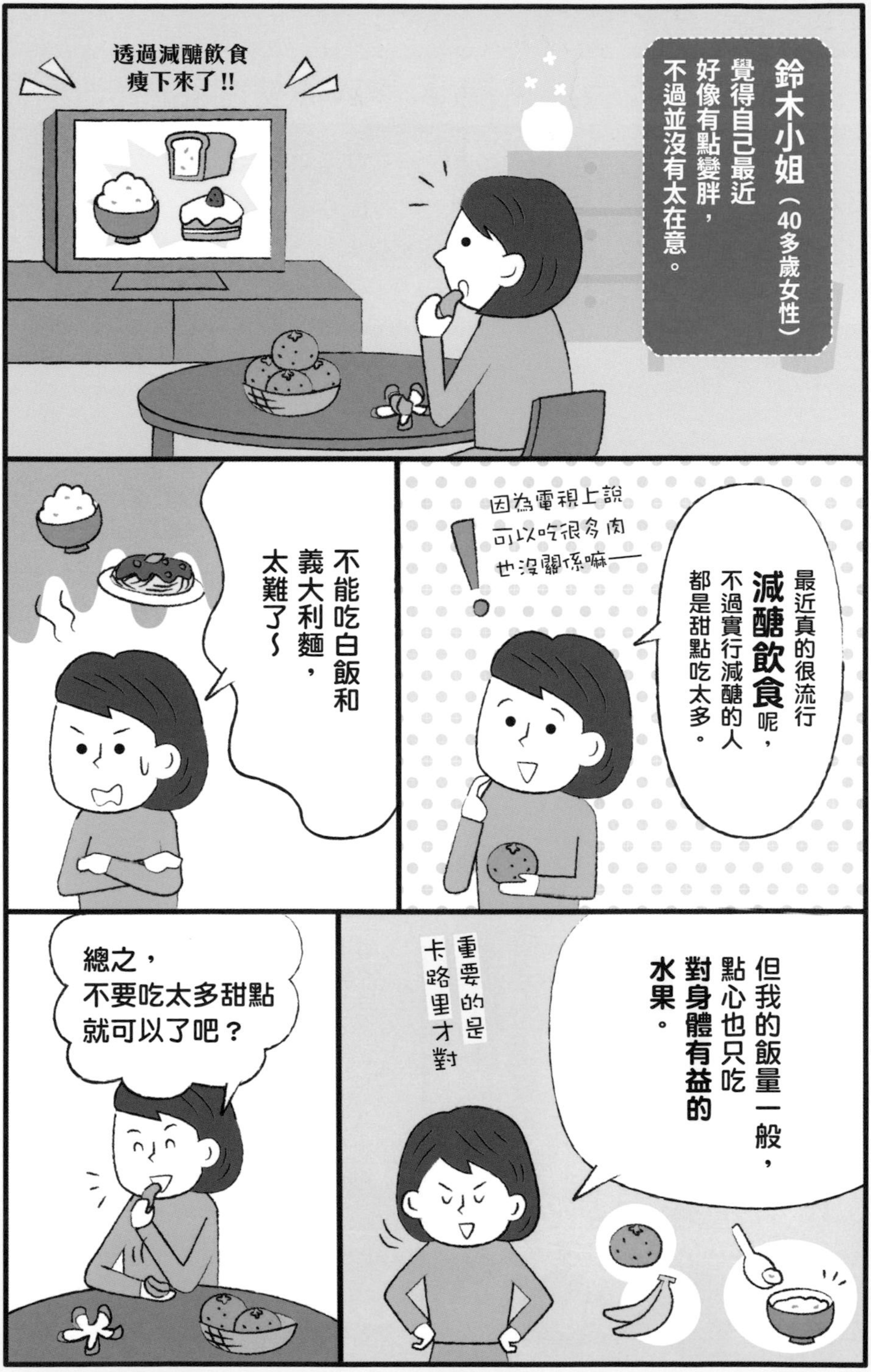
透過減醣飲食
瘦下來了!!
鈴木小姐（40多歲女性）
覺得自己最近好像有點變胖，不過並沒有太在意。
最近真的很流行減醣飲食呢，不過實行減醣的人都是甜點吃太多。
因為電視上說可以吃很多肉也沒關係嘛──
不能吃白飯和義大利麵，太難了~
但我的飯量一般，點心也只吃對身體有益的水果。
重要的是卡路里才對
總之，不要吃太多甜點就可以了吧？

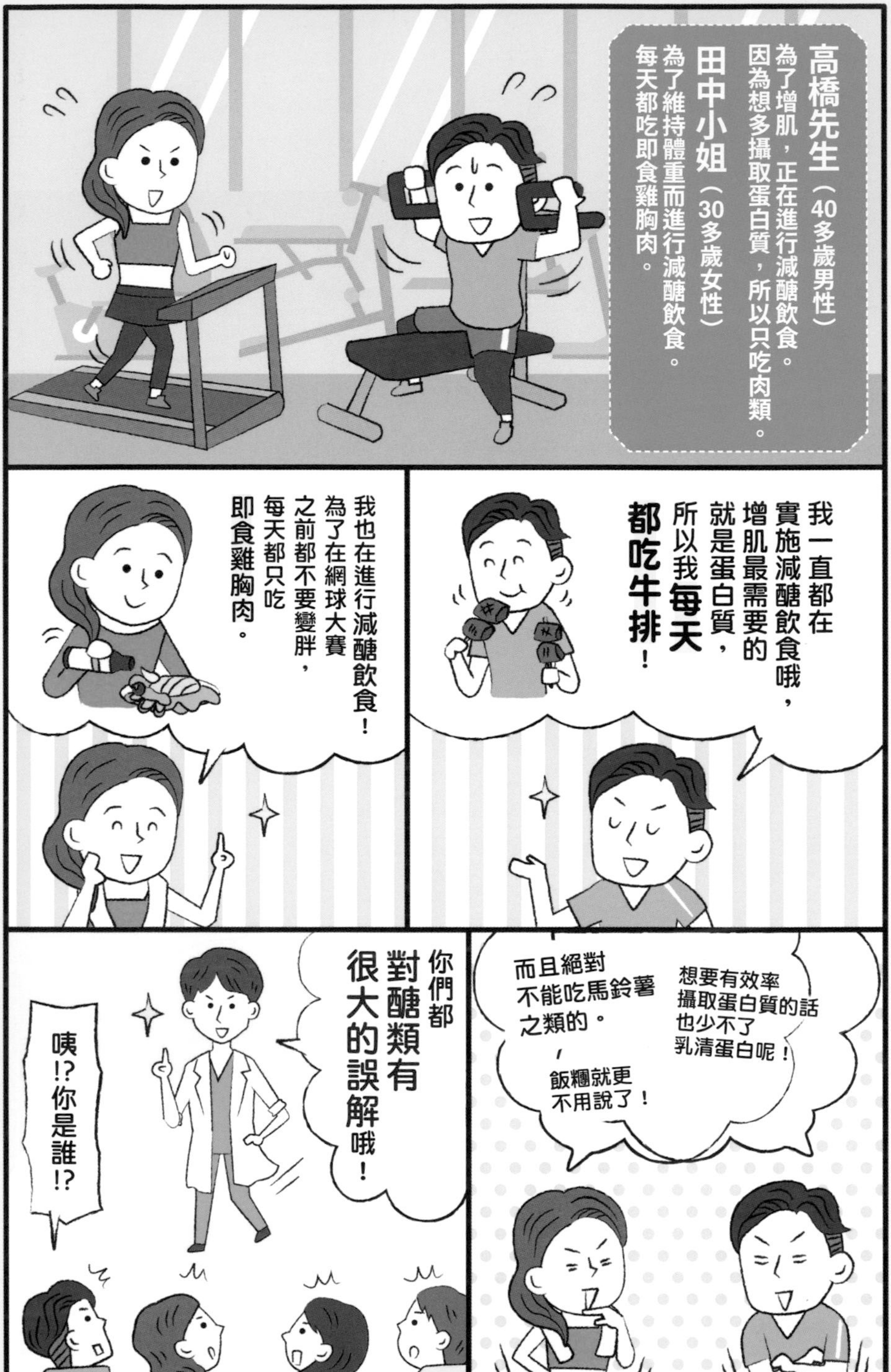

高橋先生（40多歲男性）
為了增肌，正在進行減醣飲食。因為想多攝取蛋白質，所以只吃肉類。
田中小姐（30多歲女性）
為了維持體重而進行減醣飲食。每天都吃即食雞胸肉。
我一直都在實施減醣飲食哦，增肌最需要的就是蛋白質，所以我每天都吃牛排！
我也在進行減醣飲食！為了在網球大賽之前都不要變胖，每天都只吃即食雞胸肉。
而且絕對不能吃馬鈴薯之類的。
飯糰就更不用說了！
想要有效率攝取蛋白質的話也少不了乳清蛋白呢！
你們都對醣類有很大的誤解哦！
咦!?你是誰!?

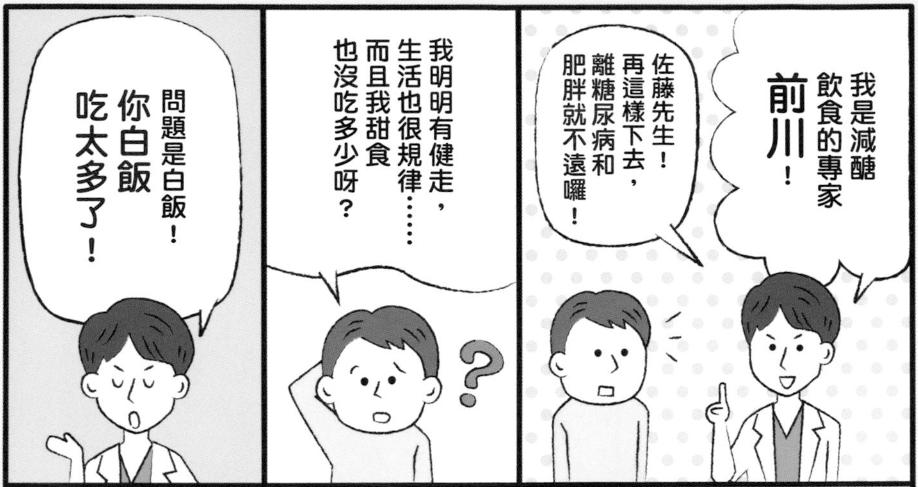
我是減醣飲食的專家前川！
佐藤先生！再這樣下去，離糖尿病和肥胖就不遠囉！
我明明有健走，生活也很規律……而且我甜食也沒吃多少呀？
問題是白飯！你白飯吃太多了！

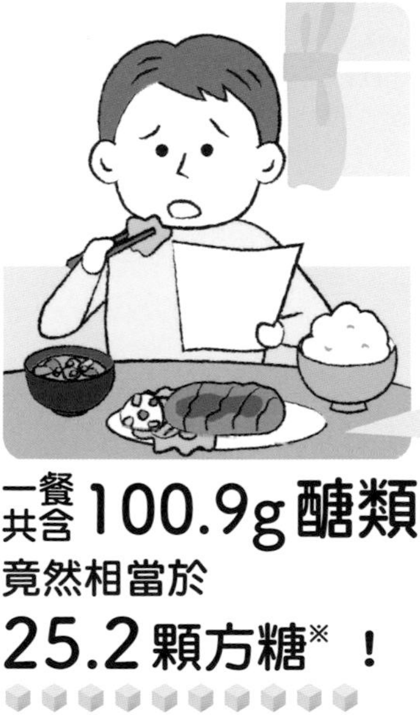

佐藤先生吃的炸豬排定食有……

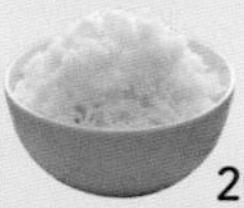

大碗白飯 200g ＝醣類 71.2g

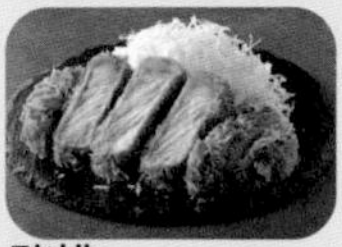

豬排 ＝醣類 14.1g

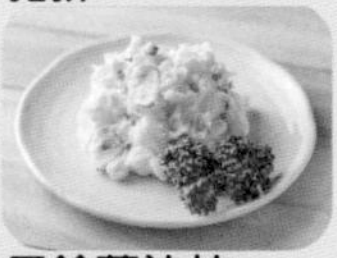

馬鈴薯沙拉 ＝醣類 8.4g

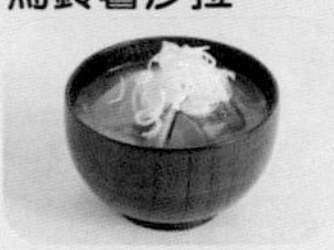

豬肉味噌湯 ＝醣類 7.2g

一餐共含 100.9g 醣類！

竟然相當於 25.2 顆方糖※！

※1顆方糖＝4g

＋

◉醣類是讓脂質轉變為脂肪的必要物質

◉醣類和脂質的組合會促進食慾導致吃太多

➡ **醣類＋脂質 會讓人越來越胖！**

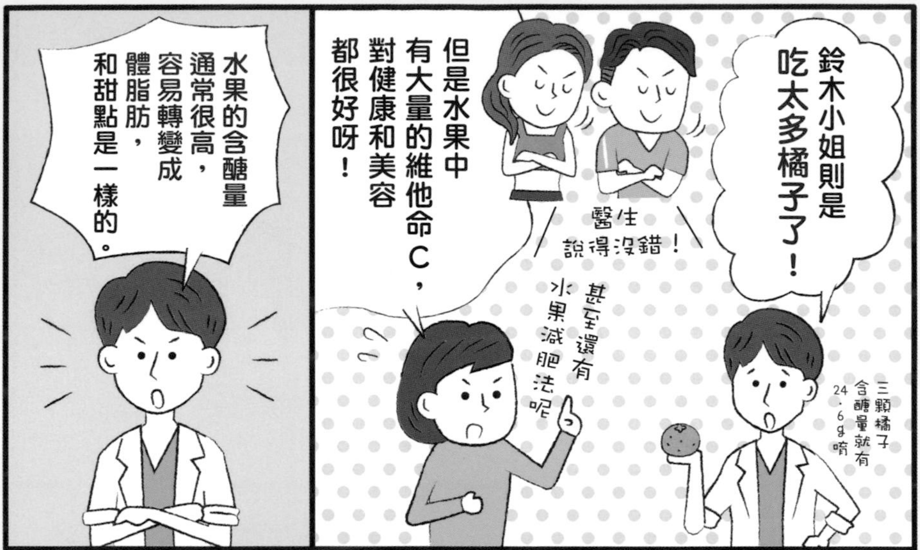

鈴木小姐則是吃太多橘子了！
醫生說得沒錯！
三顆橘子含醣量就有24.6g唷
但是水果中有大量的維他命C，對健康和美容都很好呀！
甚至還有水果減肥法呢
水果的含醣量通常很高，容易轉變成體脂肪，和甜點是一樣的。

來比較一下含醣量吧！

水果

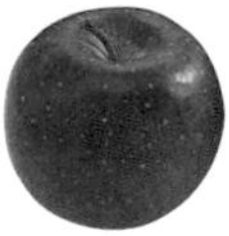

蘋果
一顆約含
36g

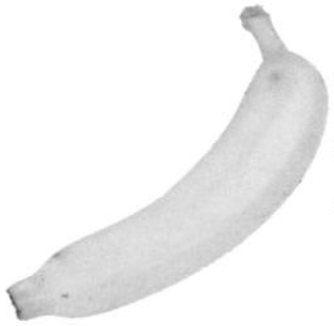

香蕉
一根約含
15.4g

零食

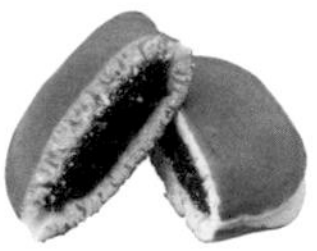

銅鑼燒
一個約含
39.2g

醬油仙貝
一片約含
16.7g

飲料

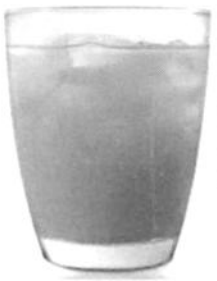

柳橙汁
200mℓ約含
22.5g

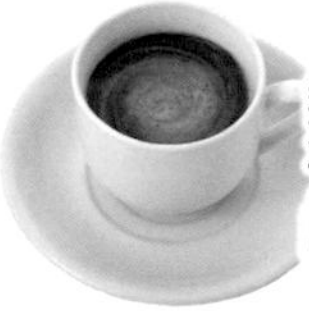

熱可可
200mℓ約含
20.8g

看似對身體有益的水果中，也含有大量醣類！

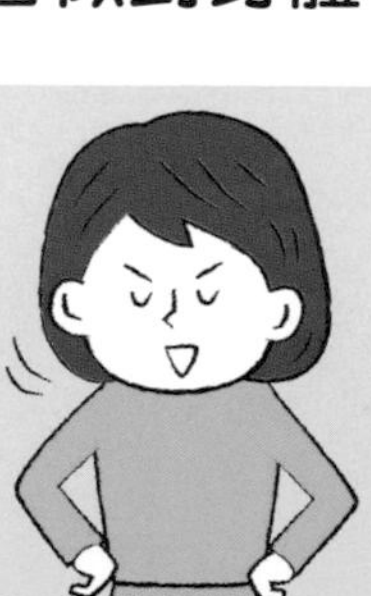

看起來不胖的鈴木小姐

外表上看起來還好，BMI數值也不到肥胖標準，
但如果脂肪都囤積在內臟的話……

可能是內臟脂肪型肥胖！？

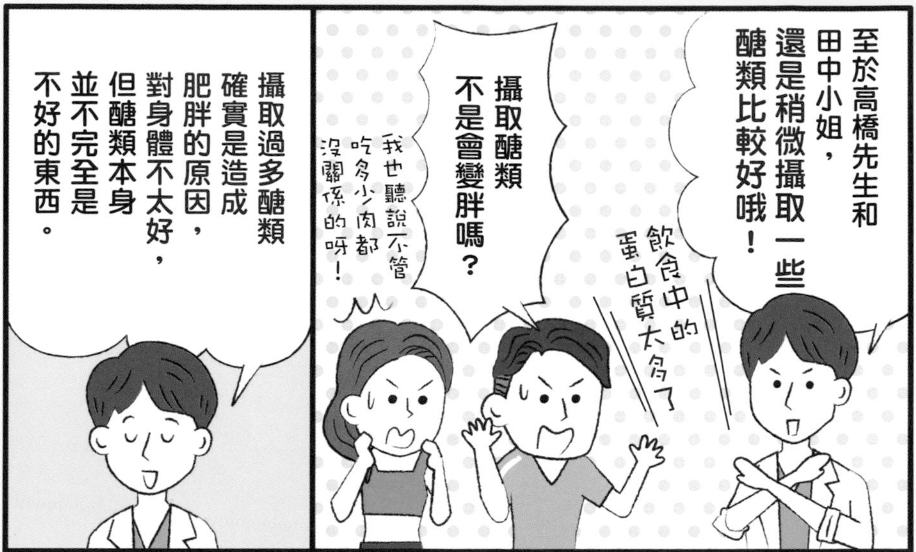
至於高橋先生和田中小姐，還是稍微攝取一些醣類比較好哦！
飲食中的蛋白質太多了
攝取醣類不是會變胖嗎？
我也聽說不管吃多少肉都沒關係的呀！
攝取過多醣類確實是造成肥胖的原因，對身體不太好，但醣類本身並不完全是不好的東西。

減醣飲食≠肉類飲食

只吃肉的話會增加體內的壞膽固醇（低密度膽固醇，LDL）。攝取蛋白質時還是要注意營養均衡！

坊間流傳許多醣類相關的資訊，不過，對於資訊的取捨與選擇感到煩惱的人相信也不在少數。身為一名減重專科醫師，我發現許多病患都是因為攝取過量的醣類才變得不健康。在診療過程中，我不斷摸索「人要如何與醣類相處」，並將結果集結於本書中。那麼，接下來就讓我們一起學習與醣類有關的知識吧！

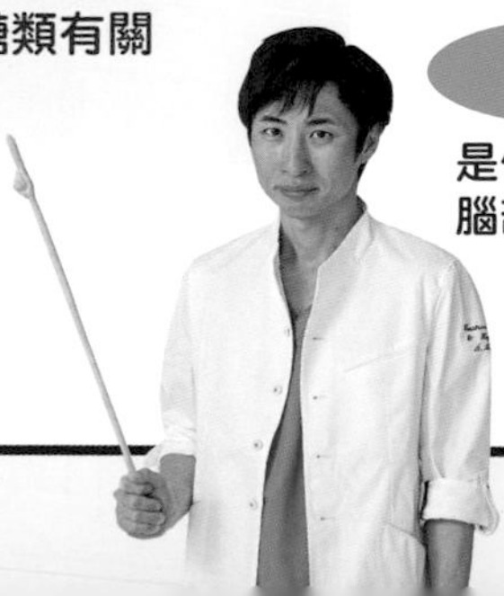

哪種人必須攝取醣類？

沒有多餘的脂肪
活動量大的人……

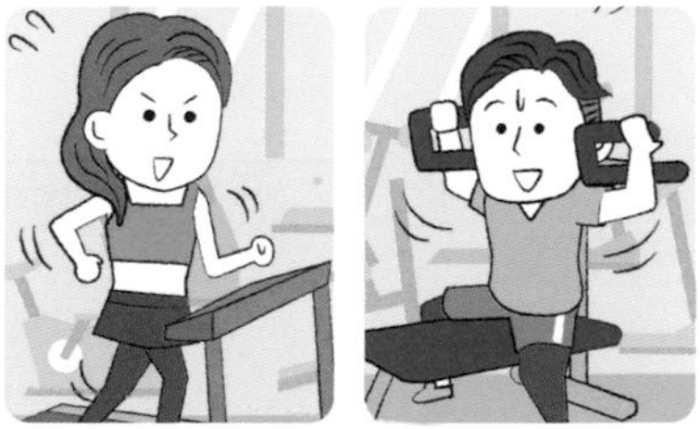

●從事高強度運動，或是運動量較大的人，需要攝取少量可以快速提供能量的醣類！
●沒有多餘脂肪的人若完全不攝取醣類，肌肉就會開始分解，造成身體使不上力、沒辦法增加肌肉量等負面影響。

醣類 就像是高辛烷質汽油（98無鉛汽油）
是代謝速度最快的
腦部及肌肉能量來源

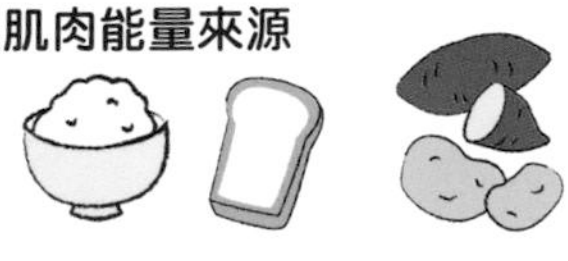

醣類中毒自我診斷表

請將下列「是・否」以畫圈標記。

1	白天就覺得疲倦，或是經常感到肚子餓。	[是・否]
2	已經吃了餐後甜點，但還想吃更多甜食。	[是・否]
3	一旦吃了甜食和零食、麵包、番薯、玉米等等，就覺得停不下來。	[是・否]
4	比起沒有甜點的豪華料理，更想在普通的餐點之後加入甜點。	[是・否]
5	認真吃完一餐之後，總覺得還能再吃一餐。	[是・否]
6	無法滿足於只有肉類及蔬菜的餐食。	[是・否]
7	感到疲累的時候，只要吃點蛋糕、餅乾及巧克力，就能恢復精神。	[是・否]

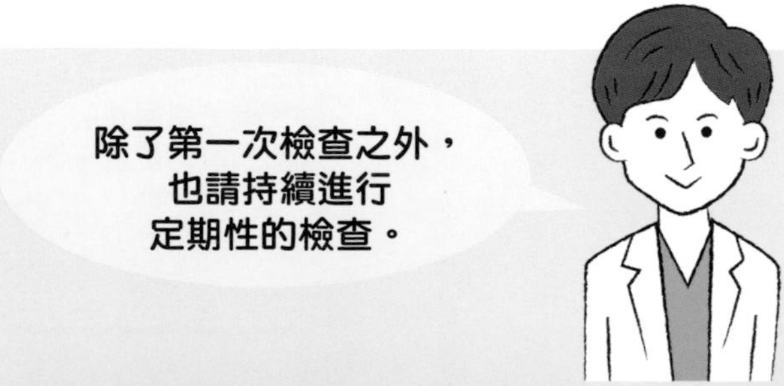
除了第一次檢查之外，
也請持續進行
定期性的檢查。

出處：由前川醫師改編自Academia Japan株式會社「關於低碳水化合物飲食法」

8	曾經因為吃了類似白飯、麵包、義大利麵、馬鈴薯、甜點等食物，就不再吃蔬菜。	[是・否]
9	曾經因吃了類似白飯、麵包、義大利麵、馬鈴薯、甜點等食物，而感到一陣強烈的睡意。	[是・否]
10	自己沒有在用餐時，看見有人在吃東西就會坐立不安，感到羨慕。	[是・否]
11	沒吃宵夜就睡不著。	[是・否]
12	夜裡會醒來，不吃點東西就沒辦法睡。	[是・否]
13	有外食或聚餐的行程，但是時間比平常的用餐時間晚，因此在正餐前會先吃點東西。	[是・否]
14	會避開人，自己偷偷地吃東西。	[是・否]
15	在餐廳的餐點送來之前，會吃太多麵包。	[是・否]

「是」的數量在3個以下 ▶ **沒有醣中毒的問題。**

「是」的數量在4個以上 ▶ **有醣中毒的可能性，須注意。**

「是」的數量在10個以上 ▶ **已經醣中毒了！必須進行改善。**

醣中毒的說明在p.20

Contents 目次

PART 3 減醣飲食 一定會瘦的減醣飲食法！

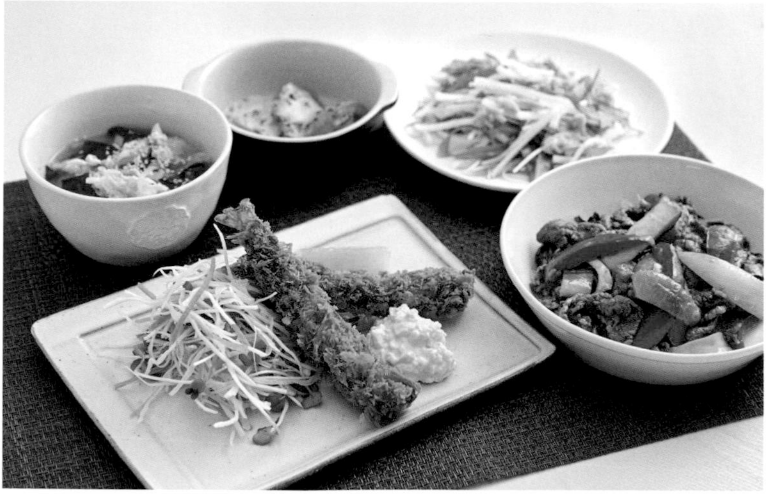

Contents 目次

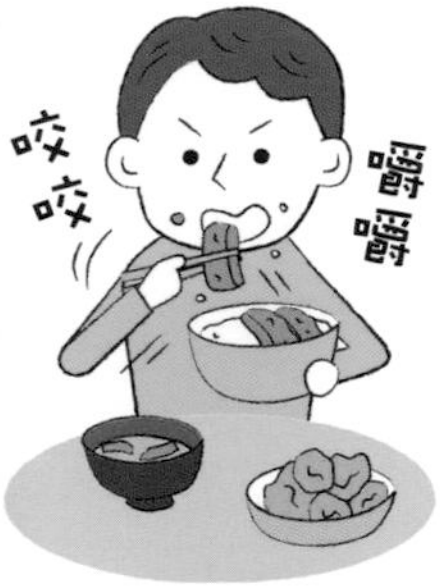

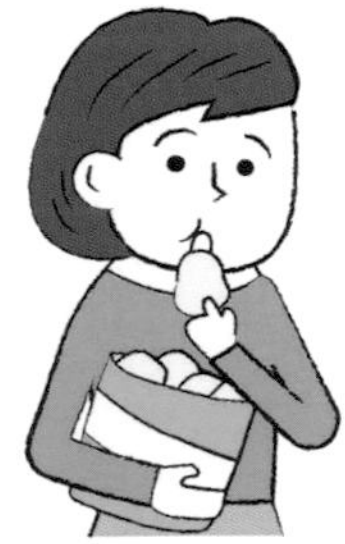

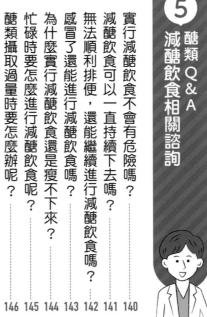

PART 4 行為療法 立即停止攝取過多醣類的生活！

PART 5 醣類Q&A 減醣飲食相關諮詢

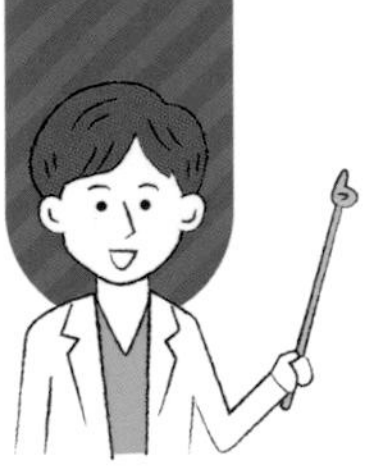

關於本書

- 若書中無特別紀錄，都是以2021年3月22日的資訊為準。
- 本書中記載的營養成分數值是以「日本食品標準成分表2021年版（八訂）」為準，針對部分2020年以前的調查數據，則是以調查時的計算方式為準。
- 患病及基礎疾病患者要實行減醣飲食之前，請務必接受醫師診斷，再以合適方式進行減醣。第112頁提到的〈不能依自我判斷進行減醣飲食的人〉也建議要先看過。

PART

1

基礎知識

一起來
認識醣類吧！

1 醣類到底是什麼!?

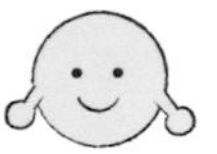

醣類就像高辛烷質汽油

維持生命不可或缺的三大營養素是什麼呢？

食物中包含了各種各樣的營養素，你們知道其中最重要的三種營養素是什麼嗎？

答案是「醣類」、「脂肪」、「蛋白質」。認識這三大營養素，對於肥胖、糖尿病等生活習慣病的預防而言，是非常重要的。

「醣類」是去除膳食纖維的碳水化合物。像是白飯、麵包、烏龍麵等主食，薯類、水果、根莖類蔬菜、砂糖等都含有大量的醣，而醣類也是大腦及肌肉重要的能量來源。雖然以醣類一詞概括，但是要讓大家知道的是，其中可以再細分為各種不同種類（參照左頁）。

「脂肪」是細胞膜及荷爾蒙的組成成分，因此，是身體必須的營養素。通常包含在肉類的脂肪、調理用油、奶油、堅果之中。

「蛋白質」則是用來製造我們的肌肉、內臟、皮膚、毛髮、指甲、血液、酵素、抗體的原料，包含於肉、魚、蛋、黃豆製品中。

可以瞬間轉變為能量的醣類

接下來，請各位想一下。當你非常疲憊的時候，是不是會想吃點「巧克力」呢？那是因為我們的本能知道，巧克力（醣類）是種快速的能量來源，可以最快讓體力恢復。

以汽車燃料來比喻的話，「醣類」就是可以瞬間轉換為能量的高辛烷質汽油（98無鉛汽油），「脂肪」及「蛋白質」則是會慢慢消耗能量的低辛烷質汽油（92無鉛汽油）。

三大營養素的作用

醣類（1g約4kacl）

＝

高辛烷質汽油

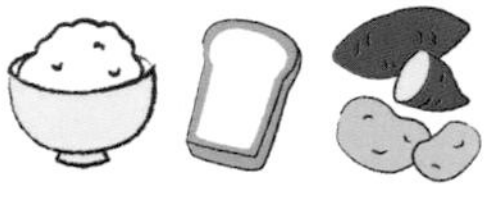

大腦及肌肉的能量來源，最快被代謝。主要存在於白飯、麵包、烏龍麵，以及薯類、水果、根莖類、砂糖等食物中。

脂質（1g約9kacl）

＝

車體、低辛烷質汽油

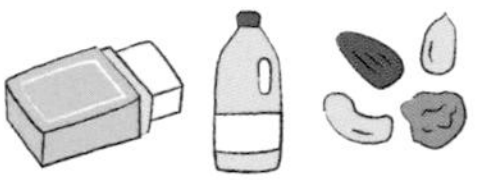

細胞膜以及荷爾蒙的組成成分，也能作為能量來源。通常包含在肉類的脂肪、調理用油、奶油、堅果之中。

蛋白質（1g約4kacl）

＝

車體、低辛烷質汽油

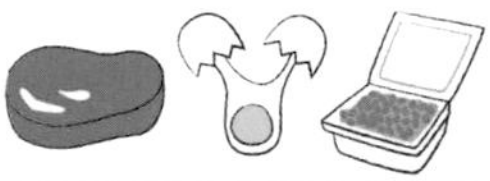

製造肌肉、內臟、皮膚、毛髮、指甲等的原料，包含於肉、魚、蛋、黃豆製品裡。

碳水化合物與醣類、糖分的關係（註）

碳水化合物由醣類及膳食纖維組成，也就是說，將碳水化合物的分量中去除膳食纖維量，就是醣類的分量。醣類也有各式種類之分。

醣類＝碳水化合物－膳食纖維

碳水化合物＝醣類＋膳食纖維

註：此為日本的分法，台灣的「糖」通常專指吃起來具有甜味的醣類，「醣」則是所有產糖食物的通稱，也泛指所有的碳水化合物（含纖維質），略有不同。

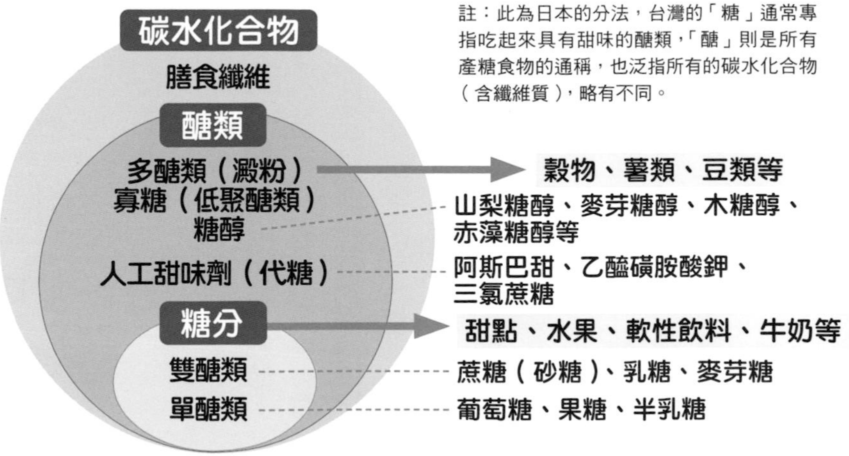

2

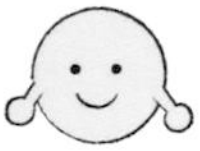

囤積力超高的「醣類」

醣幾乎百分百會被吸收至體內！

醣類最容易成為體脂肪

「醣類」與「脂質」、「蛋白質」的不同之處，在於沒有被當作身體的組成成分使用，而是單純地作為一種能量來源。

當透過飲食得來的「攝取熱量」超過日常生活中消耗的「消耗熱量」時，剩餘的能量就會以體脂肪的型態蓄積在體內，而「醣類」在三大營養素之中又最容易囤積成為體脂肪。

「醣」進入體內之後，經過消化、分解，會轉變為葡萄糖，成為我們供給身體的消耗熱量。為了應付將來活動量較大的時候，身體也會先將部分葡萄糖以肝糖的形式貯藏在肝臟及肌肉中。那麼，其他多餘的「醣」都去哪了呢？它們全部都會轉化為脂肪，囤積成為體脂肪。

還有一點需要注意的是，比起「脂肪」及「蛋白質」，「醣類」非常容易被吸收。我想，讀者之中應該有些人曾經有過因吃太多燒肉而拉肚子的經驗。「脂質」需要比較多的消化時間，相對於「醣類」，是比較不容易被吸收的成分。過量攝取的脂質不會被身體分解，而是會隨著腸道移動，造成脂肪性腹瀉。肉類中富含的「蛋白質」大多也都含有脂質，因此無法被完全吸收。

相反地，以白飯及麵包為代表的「醣類」幾乎能百分百被吸收。雖然是很優秀的能量來源，但是若過量攝取，也會因容易轉變為體脂肪而造成困擾。

醣類進入人體後會發生什麼事呢？

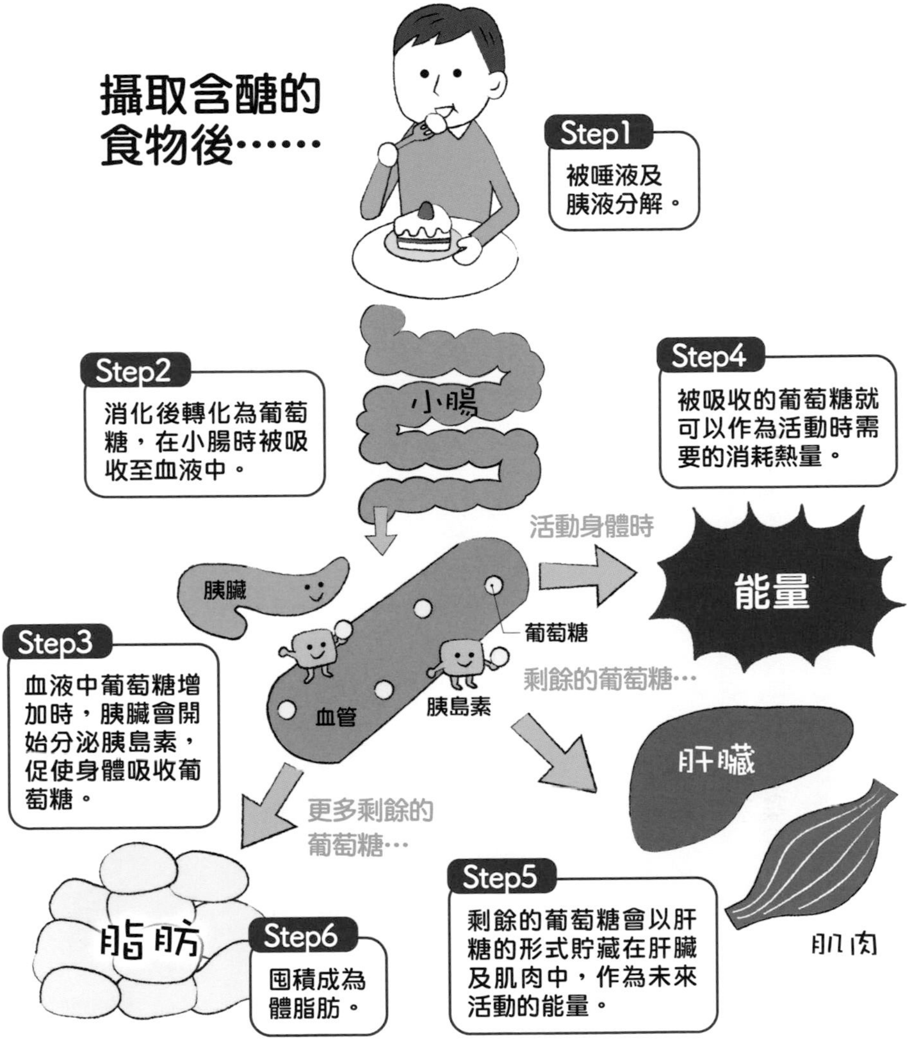
攝取含醣的食物後……
Step1
被唾液及胰液分解。
Step2
消化後轉化為葡萄糖，在小腸時被吸收至血液中。
小腸
Step4
被吸收的葡萄糖就可以作為活動時需要的消耗熱量。
活動身體時
能量
胰臟
葡萄糖
Step3
血液中葡萄糖增加時，胰臟會開始分泌胰島素，促使身體吸收葡萄糖。
血管
胰島素
剩餘的葡萄糖…
肝臟
更多剩餘的葡萄糖…
脂肪
Step6
囤積成為體脂肪。
Step5
剩餘的葡萄糖會以肝糖的形式貯藏在肝臟及肌肉中，作為未來活動的能量。
肌肉

攝取熱量 － 消耗熱量 ＝ 貯存能量 ＝ 體脂肪

3 醣類在現代是「儲備糧食」

／醣類對身體有害!?／

與現代人活動量相應的醣類攝取量

筆者至今已利用減醣觀念對一千名以上的患者進行減重治療，並獲得了接近百分百的成效，同時也透過研討會、書籍、電視提出證明及解說其有效性。近年來，減醣飲食因為受到了媒體矚目，開始廣為流傳。不過，其中許多內容都將醣類視之為「惡」，我心中也不斷地在思考「醣對身體有害嗎」？

過去，我在進行減醣飲食主題演講時，曾有觀眾提出這樣的質疑：「醫師您是以肥胖、糖尿病等疾病的觀點在討論醣類；不過，若以運動員的角度來看，醣其實是一種高效率的能量來源」。而我是這麼回答的：「醣其實屬於儲備糧食。以古代的情況來說，通常是要上戰場，或是從早到晚都在從事農作等重勞動工作的人會需要醣類；而在現代，醣就是最適合運動員這種活動量大的人攝取的營養素！」

我們的上一個世代，是個需要從事許多身體勞動工作，也很少有像電梯、小客車等便利工具的時代。因此活動量勢必會很高，這時，相對便宜又能有效產生能量的米（醣類），就被視為重要的糧食。

不過請大家想想，現在不少人其實是在空調完備的空間中從事文書工作。交通工具是汽車、時常網購、沒有特別在運動、一天除了三餐之外，還會吃許多點心和水果。對於活動量不高的現代人來說，過度攝取醣類就會成為促進肥胖、糖尿病發展的元兇。

活動量的今昔差異

過去 身體勞動及日常生活中的活動量較高

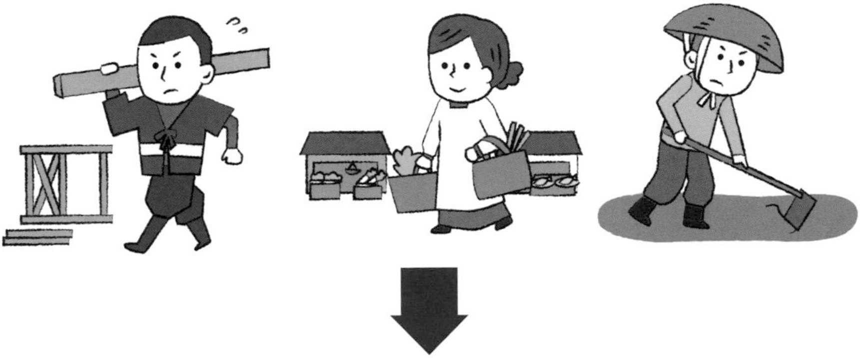

需要許多熱量（醣類）

現在 文書工作及便利的交通方式增加
活動量也因此降低

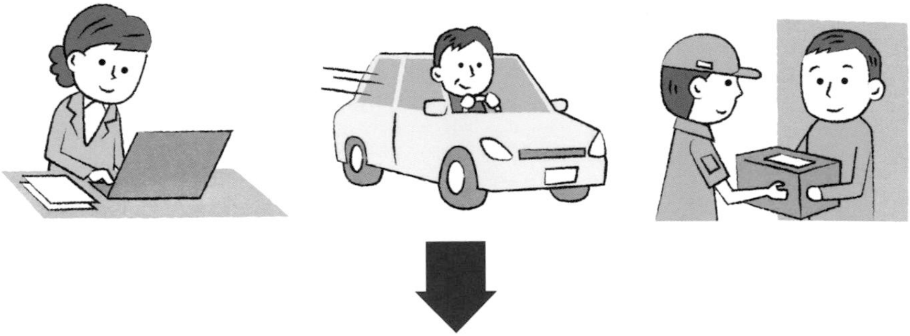

不需要那麼多熱量（醣類）

4 不健康的根源「三大成癮物質」

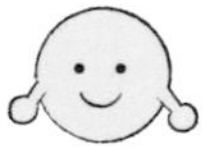

戒不掉的負面螺旋！

各位知道三大成癮物質是什麼嗎？除了「酒精」、「尼古丁」以外，還有一個就是「醣類」。

醣類具有成癮性

相信有許多讀者對於「醣類具有成癮性」這點抱有疑問。舉例來說，有些人被醫生及營養師建議「吃甜的會變胖，不要再吃了」之後會忍耐一陣子，但是漸漸地就會出現一些戒斷症狀，接著開始找一些理由像是「只吃一點沒關係，我明天再開始戒糖」等等，讓自己習慣性地吃糖。這就是典型的「醣中毒」症狀。

當醣類攝取過量時，血糖值會急速上升，這就像酒精、尼古丁、古柯鹼等成癮物質一樣，會使腦內釋放出名為「多巴胺」的神經傳導物質，讓人產生「幸福感」。但是，過了幾小時後，血糖值又會急降，讓人想要繼續攝取醣類，產生「醣類過剩的負面螺旋」。

脫離醣中毒

筆者從二〇一〇年開始推行以減醣飲食療法為中心的「住院減重」，也就是為期一週的住院教育。目的是讓曾因「喜愛甜食」或「吃甜食消除壓力」等理由放縱自己的病患開始自律，遠離隨時都可以任意享用甜點、白飯等醣類的環境，藉以脫離「醣中毒」的狀態。結果，原本沒辦法控制醣類攝取量的人，最後也透過這樣的方式脫離了「醣中毒」。對於醣類攝取過量有所自覺，本身是否有強烈的減醣意識，都是很重要的。

三大成癮物質是什麼？

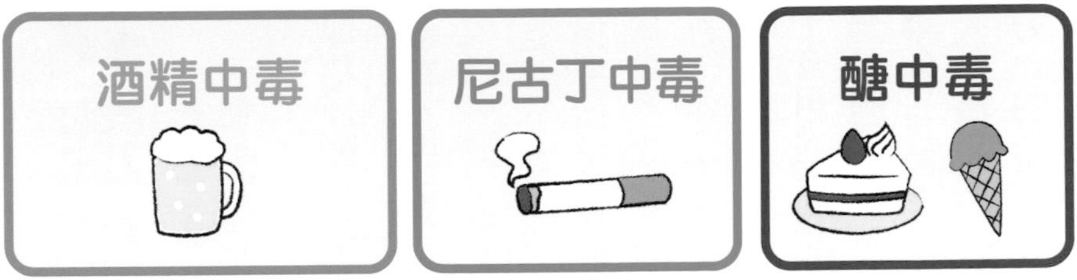

**醣類和酒精、菸草一樣，
會令人陷入「想戒卻戒不掉」的狀態。**

陷入醣中毒的機制

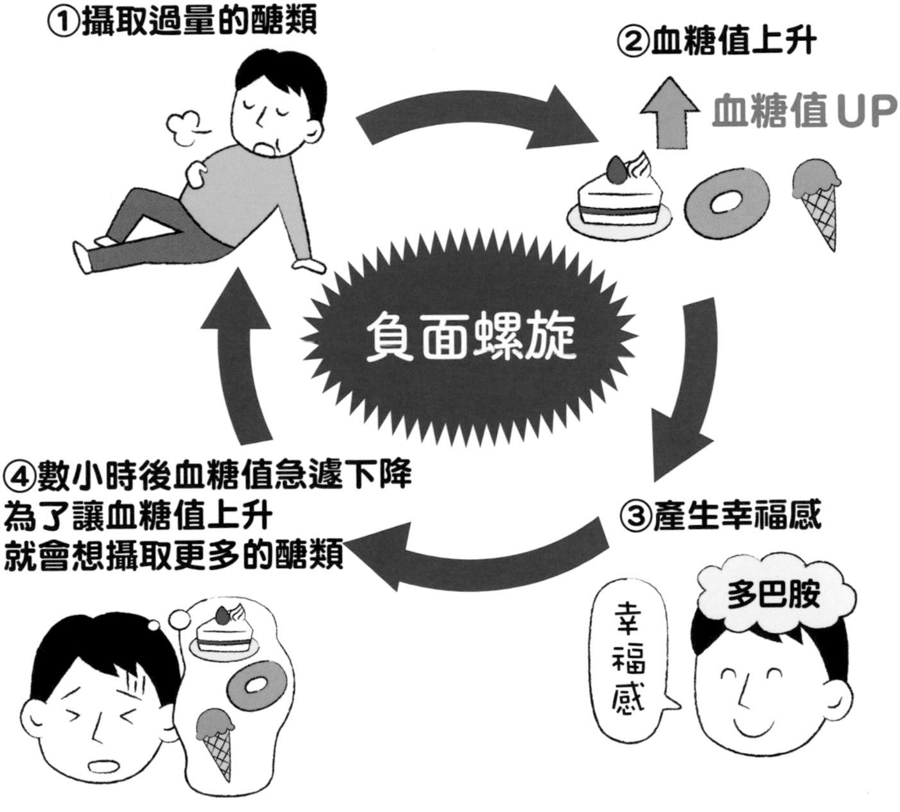

5 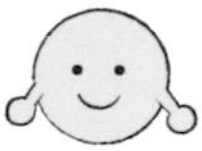

攝取大量醣類，狼吞虎嚥都不行！

造成身體不適的原因，其實是血糖的波動幅度過大

血糖波動可能導致可怕的疾病

進食後的一到二小時是不是會有想睡、倦怠、焦躁等症狀呢？原因可能在於「血糖驟升」。

攝取含有大量醣類的飲食或是快速進食，都會讓血液中的葡萄糖增加，進而使血糖值急遽上升。過一會兒，胰臟就會分泌大量的胰島素，使血糖急降。像這樣短時間內的血糖紊亂波動，就稱為「血糖驟升」。因為血糖急降，能量無法傳遞到大腦及自律神經，才會造成想睡、倦怠、焦躁等症狀。

人類的身體構造是非常精巧的。一旦血糖激升，身體就會感到危機，對血糖值變得敏感，因為必須使血糖值下降，胰臟也進而產生過量的胰島素。反覆的血糖驟升會使胰臟趨於衰弱，最後轉變為糖尿病。更可怕的是，血管壁上傷痕累累，可能發展成動脈硬化，提升引發心肌梗塞、腦中風的危險性。此外，血糖驟升和各種癌症、失智症的發生也有關聯。

血糖驟升在空腹血糖值正常的情況下，很難在健康檢查時被發現，而且很多人並沒有自覺症狀。不論體型或年齡，任何人都有可能是潛在患者。在日本，推測有一千四百萬人曾有血糖驟升的問題。造成血糖驟升的原因是大量的醣類攝取，因此，減醣飲食的效果是無庸置疑的。

什麼是血糖驟升？

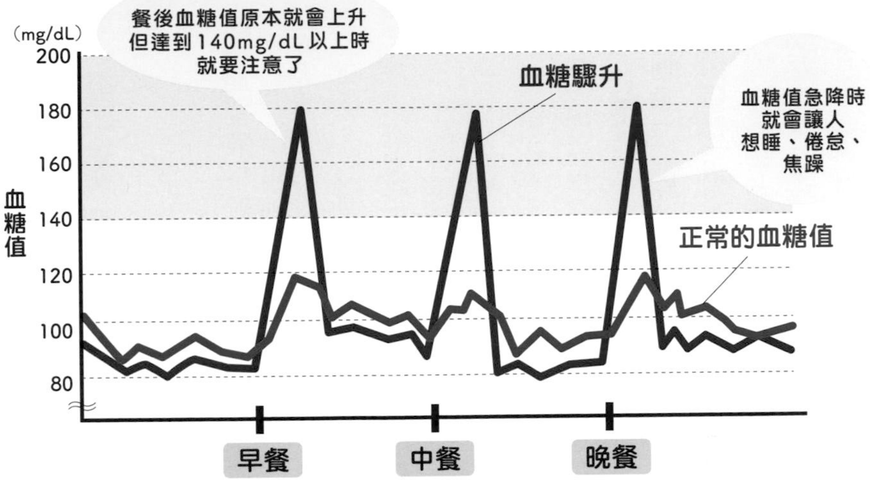

藍線是攝取適量醣類、身體健康的人的1日血糖值變化。紅線則是攝取大量醣類，又狼吞虎嚥，造成血糖驟升之人的1日血糖值變化。當血糖值急升至140mg/dL以上，就可判定為「血糖驟升」。

反覆的血糖驟升會

- 發展成糖尿病
- 造成動脈硬化
- 形成心肌梗塞及腦中風的原因
- 提高罹患癌症、失智症的風險

這是任何人都可能發生的危險狀態！

6 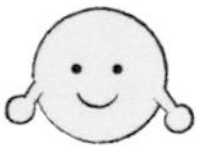 醣類從人類興盛的推手變成反派角色？

／穀物成為日常食物其實是最近的事情／

人類是雜食性動物且醣類攝取量偏少

研究人類歷史可以發現，類似減醣的飲食方式並不奇怪，反而是現代以穀物為主食的飲食生活，才是過去無法想像的。人類誕生至今約七百萬年，不過開始栽種穀物是在距今一萬年前，直到五千年前才根植於人類的生活中。以日本來說的話就是發生在彌生時代，穀物並不是繩文時代的日常食物。

人類在繩文時代一般透過狩獵及採集取得糧食，以橡實、魚類、果實、野草、小動物為中心，含醣量都相當少，幾乎不會使血糖值上升。最近有種稱作「肉類飲食」（類似生酮飲食）的飲食減重方式，甚至有相關書籍主張人類原本就是肉食動物。但是，很難想像在過去可以頻繁地透過成功狩獵獲取肉類，反倒是以魚類及橡實為主的原始人類屬於雜食性，才是比較自然的推論。

醣類使人類更加繁榮

當人類開始栽種稻米等穀物後，因為獲得了穩定的糧食來源，人口也開始呈現爆炸性的成長。透過這樣的歷史脈絡可以推測出，醣類是種優秀的能量來源。

那麼，為什麼曾經帶領人類蓬勃發展的醣類，在現代卻被當作反派角色看待呢？理由如前述，因為現代人的活動量貧乏，卻攝取過多的醣類，進而發展成肥胖、糖尿病等生活習慣病。

經時代而改變的食物

醣類攝取量　活動量

繩文時代以前

食物是以魚類及橡實為主的雜食，含醣量不高。

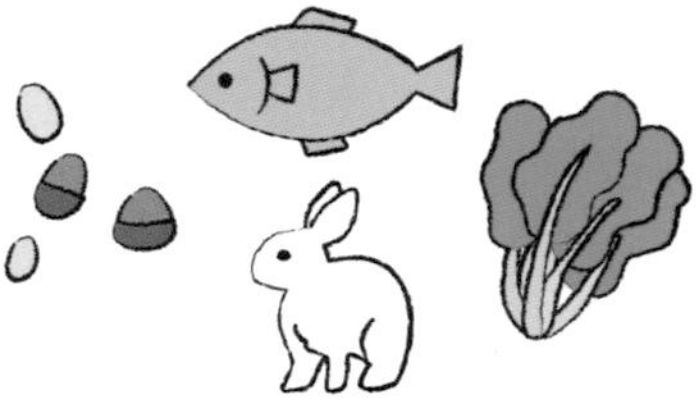

比起攝取熱量，狩獵等活動消耗的熱量更高。

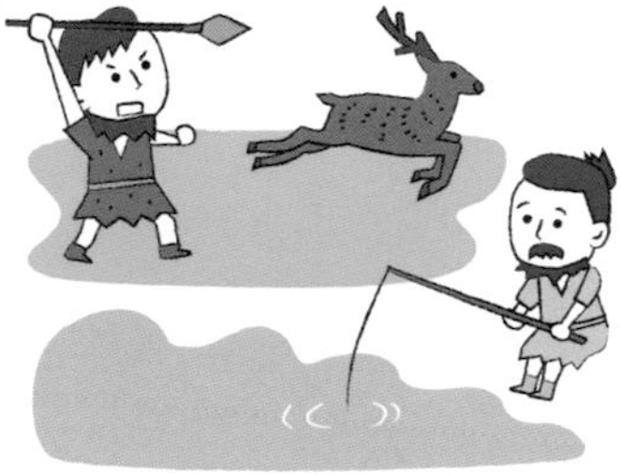

彌生時代以後

開始栽培穀物及水果，可以穩定攝取含有醣類的食物。

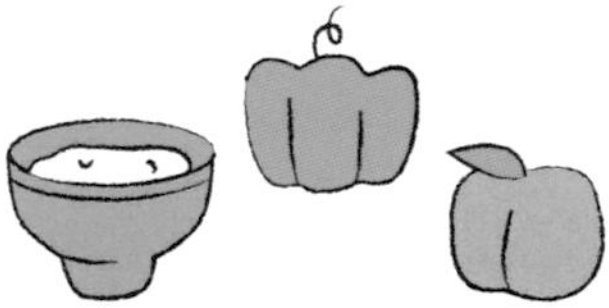

農耕等活動量與攝取熱量幾乎相同。

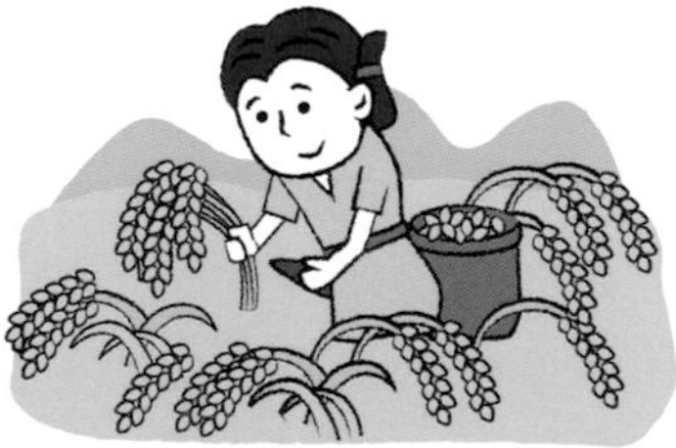

現代

可以輕易地攝取含有醣類的食物。

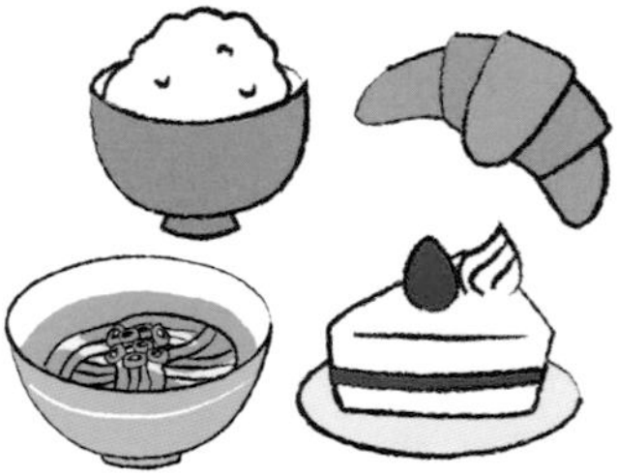

活動量減少，攝取熱量未被完全消耗。

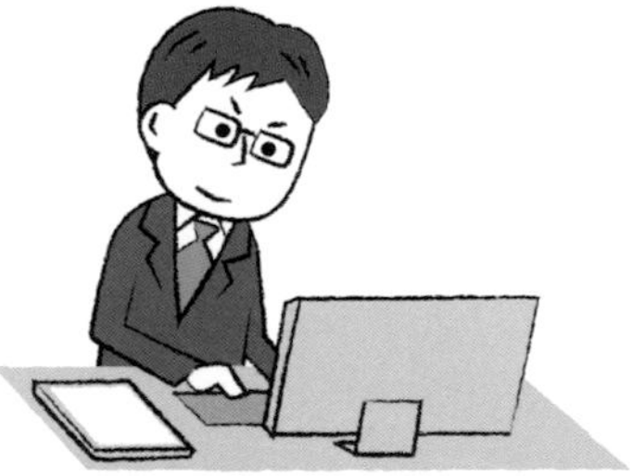

7 熱愛醣類菜單的日本人

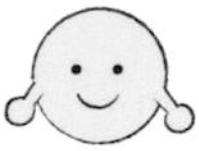

造成肥胖的主因是攝取過多醣類！

醣類攝取比例過高

根據厚生勞動省於二〇一六年的調查，糖尿病患者約有一千萬人，而且還持續在增加。其原因在於醣類在整體飲食中的占比過高。

日本人的三大營養素攝取比例相對於總熱量來說，一般都是醣類60％，蛋白質20％，脂質20％，和日本糖尿病學會建議的糖尿病患者飲食療法的比例幾乎相同。但對於文書工作較多，缺乏活動量的現代人來說，筆者認為含醣量似乎仍然過高。

本院會要求患者在入院前將飲食狀況記錄下來，查看之後，發現大多是醣類過多的情形。在醣類為主的三餐之外，還有甜點及啤酒。而且日本人特別偏好丼飯及拉麵、烏龍麵、蕎麥麵、壽司等含醣量高的食物，醣類攝取量的比例非常高。許多人從開始記錄之後才發現，「真的都是吃以醣類為主的食物呢」。

根據二〇一九年國民健康暨營養調查指出，二十歲以上日本人的平均攝取熱量為1915㎉，平均醣類攝取量為230g。本院患者的平均攝取熱量為3174㎉，平均醣類攝取量為410g。相當於一天之內吃進一百顆4g的方糖，在不知不覺中就攝取了這麼多的醣類。

若每天持續攝取這麼多醣類，早晚有一天會胖起來，甚至罹患糖尿病。

有肥胖問題的人是因為攝取了過多的醣類

三大營養素的攝取比較

●20歲以上的日本人平均

熱量	1915 kcal
醣類	230g
蛋白質	72.2g
脂質	61.2g

2019年國民健康暨營養調查
（厚生勞動省）

●本院減重科就診患者平均

熱量	3174 kcal
醣類	410g
蛋白質	102g
脂質	99g

醣類攝取量過多!!

【本院住院減重患者入院前的一日飲食例】

42歲 A先生

早餐 丼飯
三明治2個
鮮奶油蛋糕1塊

午餐 丼飯
鮮奶油蛋糕1個
泡芙1個

晚餐 大碗拉麵
煎餃6顆
冰淇淋1支

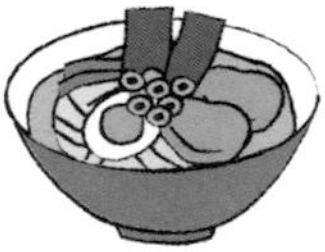

點心 甜麵包2個×2次
洋芋片1包

一日醣類量 **665g**

29歲 B先生

早餐 白飯2碗
蔬食小菜
味噌湯

午餐 大碗白飯的定食

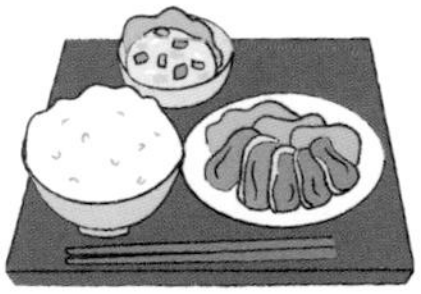

晚餐 白飯2碗
炸物
味噌湯
啤酒1000ml

點心 睡前1個甜麵包

一日醣類量 **536g**

33歲 C小姐

早餐 白飯2碗
炒青菜
燒賣2個
小香腸
煎蛋卷、牛奶

午餐 白飯2碗
肉類小菜
燉煮類小菜

晚餐 白飯3碗
魚類小菜
可樂餅
燒賣2個、沙拉

點心 巧克力6個
軟性飲料(500ml)1瓶
洋芋片1包
布丁1個

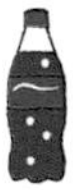

一日醣類量 **604g**

52歲 D小姐

早餐 吐司1片＋果醬
吐司1片＋乳瑪琳

午餐 超商飯糰2個
超商生菜沙拉

晚餐 2碗白飯
雞肉小菜
味噌湯
醃菜

點心 冰淇淋1支
和菓子1個

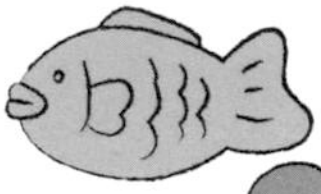

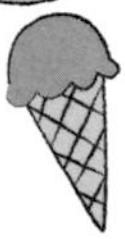

一日醣類量 **405g**

8 白飯其實就是醣類

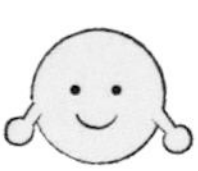

作為主食的白飯是一定要吃的嗎？

白飯也是醣類，嚴禁攝取過量！

醣類並不只有砂糖等「吃起來是甜的東西」哦！了解各種食物的含醣量多寡，對於減醣飲食而言也是非常重要的。像是稻米、小麥及薯類等「碳水化合物」都屬於醣類。驚人的是，一碗白飯和一塊鮮奶油蛋糕的含醣量竟然都大約為50g，近乎等量。

碳水化合物是我們主要的能量來源，白飯也給人一種屬於日常主食的印象。根據一般的肥胖、糖尿病飲食衛教飲食原則來看，也只有控制點心等「甜食」的攝取，主食方面則建議三餐都要均衡攝取五穀根莖類。

「略過白飯等主食，不利於身體健康」的這種想法深植於大眾心中。最近的電視節目也會播放類似的內容。但事實真的如此嗎？筆者認為，大部分的現代人都應該減少攝取作為主食的白飯。因為其實有許多肥胖、糖尿病患者並沒有吃甜食的習慣，而是攝取太多像白飯這樣的主食了。白飯和甜食的差異大概只有多出膳食纖維而已。而膳食纖維是可以透過攝取蔬菜類取得的。多數人攝取白飯時的血糖值，都比沒有攝取白飯時上升了30~40㎎／dL。因此，希望大家都能強烈地意識到，白飯也是醣類，不宜攝取過量。

另外，三餐請用「早餐」、「午餐」、「晚餐」來稱呼。因為，像「吃飯」、「飯」這樣以「飯」代稱「一餐」的說法，會給人一種一定要吃飯的印象。希望大家能擺脫「餐食=白飯」的既定印象。

白飯及鮮奶油蛋糕的含醣量

白米飯
（1個飯碗150g）
醣類 **53.4g**

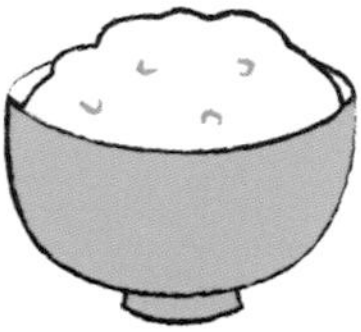

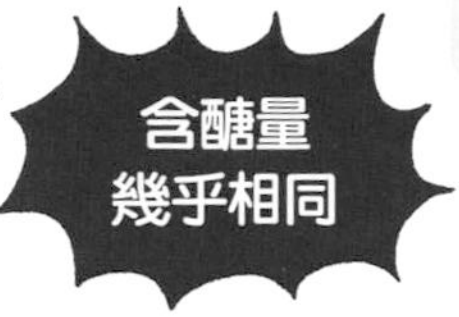

鮮奶油蛋糕
（1塊140g）
醣類 **51.5g**

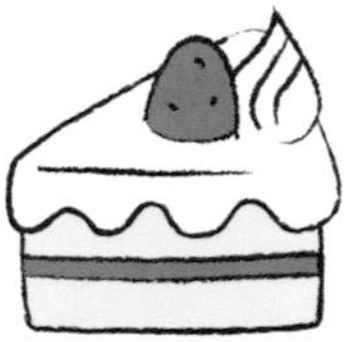

含有大量醣類的主食

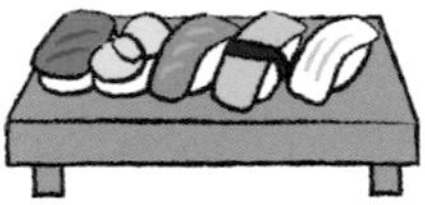

壽司（10貫）
醣類 80g

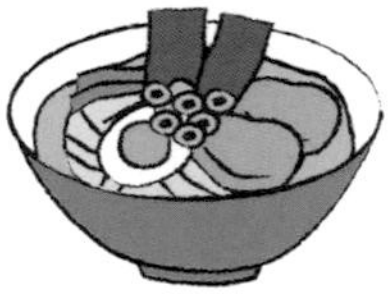

拉麵
醣類 70.8g

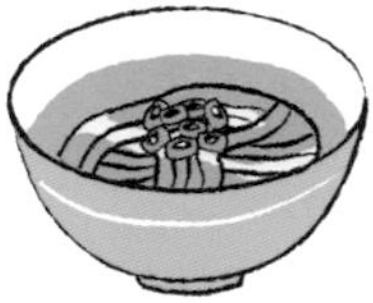

烏龍麵
醣類 62.5g

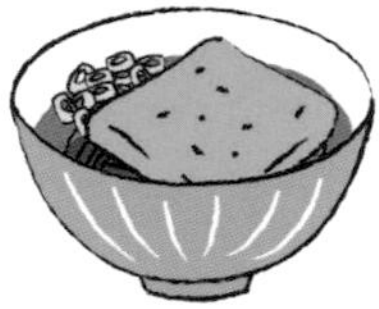

蕎麥麵
醣類 65.5g

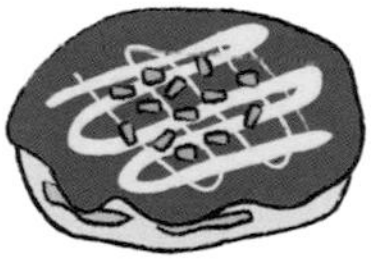

大阪燒
醣類 41.5g

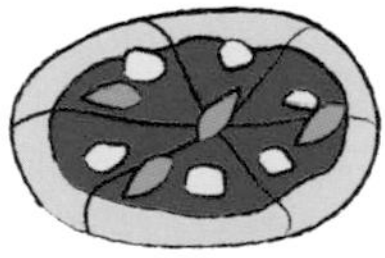

比薩
醣類 103.5g

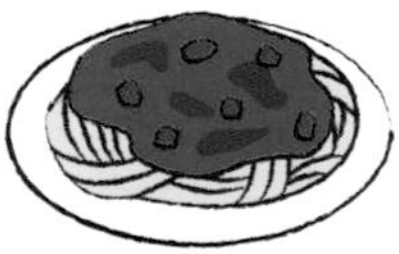

義大利麵
醣類 67.3g

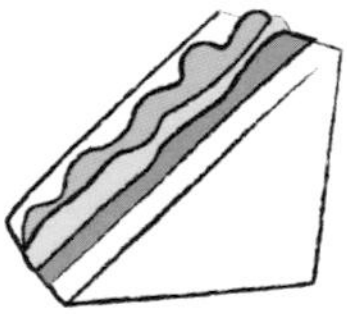

三明治
醣類 24.1g

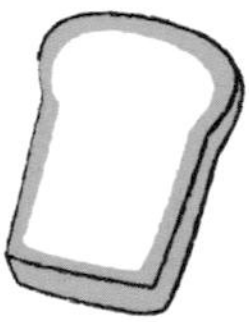

吐司
醣類 25.3g

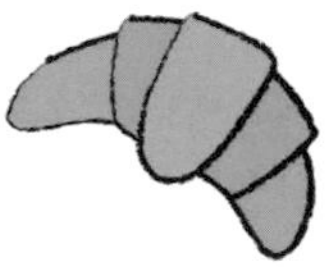

可頌
醣類 12.7g

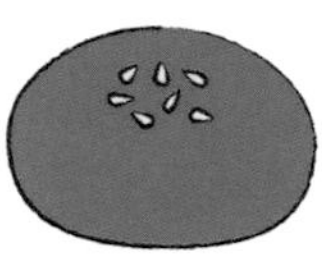

甜麵包（紅豆麵包）
醣類 40.8g

9 不用攝取醣類沒關係嗎!?

／脂質及蛋白質也能轉化為能量／

蛋白質及脂質具有必要營養素

像獅子和老虎這樣的肉食動物，攝取的營養素幾乎都是蛋白質及脂質，並沒有特別產生相關的健康問題。雜食性的人類其實也可以在幾乎零醣類的條件下生存。因為，醣類對人類來說並非必要的營養素。生存時不可或缺的營養素有必需蛋白質（即必需胺基酸）、必需脂質（即必需脂肪酸）、維生素（維生素A、C、D等）、礦物質（鈣、磷、鎂、鐵等）。

蛋白質是由二十種不同的胺基酸組合而成的化合物，其中有九種胺基酸（離胺酸、白胺酸、異白胺酸等）是人體無法自行合成，只能透過食物中攝取的。攝取量不足時，就會造成肌肉量減少、皮膚粗糙、毛髮稀疏等狀況。另外，脂質的代表性組成成分——脂肪酸之中，也有在人體內無法自行合成的必需脂肪酸（α-亞麻酸、亞麻油酸、EPA、DHA等），必須透過飲食攝取。攝取不足時，就無法製造足夠的細胞膜及荷爾蒙。

可以替代醣類的脂質及蛋白質

另一方面，醣類中並沒有必需醣或必需葡萄糖這樣的物質，即使沒有來自醣類的能量，也可以透過脂質及蛋白質產生能量，並以此維生。醣類與脂質、蛋白質相比，優點是可以讓人在短時間內獲得能量。不過人類沒有醣類也能生存，目前也沒有證據顯示不攝取醣類會對健康造成危害。

醣類不是必要的營養素！

必需營養素

幾乎無法在體內自行合成，只能從食物中攝取的營養素。

蛋白質 內含有

必需胺基酸

- 離胺酸、白胺酸、異白胺酸等 9 種胺基酸。
- 促進肌肉蛋白合成。

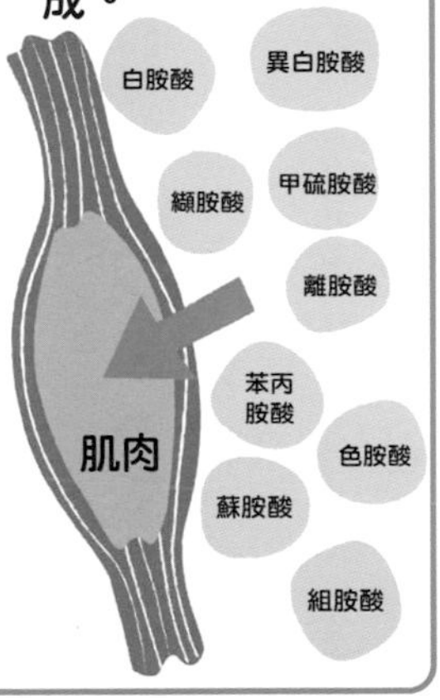

脂質 內含有

必需脂肪酸

- 最具代表性的為 α－亞麻酸（紫蘇油、亞麻仁油、菜籽油等）亞麻油酸（紅花籽油、大豆油等）
- 可成為細胞膜及荷爾蒙的材料。

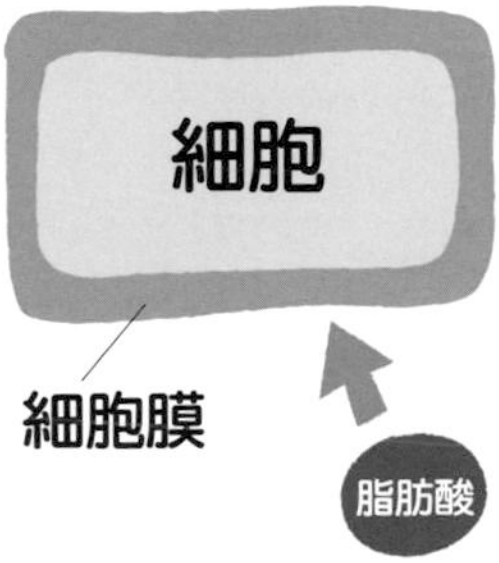

醣類 內

沒有所謂的必須醣類

醣類並非人體維生的必要物質。

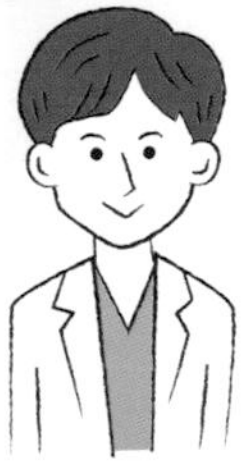

不攝取醣類的話，要如何獲得能量呢？

攝取食物後，首先會以醣類作為能量來源，若沒有攝取醣類，則會依脂質（脂肪）、蛋白質的順序將其轉化成能量。只要持續攝取醣類，無論經過多久身體都不會燃燒脂肪。

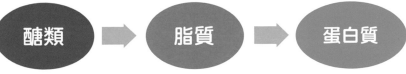

醣類 → 脂質 → 蛋白質

10 限制熱量與限制醣類

使體重及血糖值下降的減醣飲食

對蛋白質與脂質沒有限制的減醣飲食

目前在日本，針對肥胖及糖尿病最常見的飲食療法是低卡飲食法。這種飲食法是針對個人狀況計算出所需的攝取熱量，並將三大營養素均衡分配（醣類60%、脂質20%、蛋白質20%）。另一方面，減醣飲食則是將醣類控制在定量以下，對蛋白質、脂質則沒有特殊限制。

不過，究竟該將醣類減少到什麼程度，目前沒有明確的定義，筆者參考各式各樣的研究結果後，建議每日醣類攝取量應控制在120g以內。與總熱量的相對比例來說，大約是30%以內。減醣飲食與低卡飲食最大的差別在於去除主食類，並且攝取充分的魚、肉、蔬菜等配菜。只要去掉主食類，就能減少大部分的醣類攝取。從左頁的照片中就能發現，雖然去掉了白飯，但是配菜的分量也隨之增加。

兩種飲食療法的一年後變化

在日本，能證明減醣飲食對於肥胖、糖尿病有療效的論文非常少，醫學界也對此抱持疑問的態度。因此，我將患者分成減醣組及低卡組，並調查他們一年後的變化。結果發現，減醣組的體重、腰圍、血糖值減少的數值是低卡組的兩倍以上，可以看出效果非常好。而且，只要控制醣類攝取，不需要計算麻煩的卡路里，也不用減少餐點分量，是比較容易維持的飲食療法。

低卡飲食與減醣飲食的差異

低卡飲食

針對個人狀況計算出所需的攝取熱量，並以此數值分配醣類、蛋白質、脂質攝取比例的飲食療法。

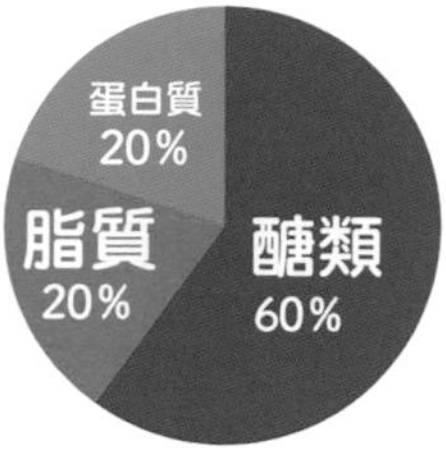

◎精算卡路里
◎餐點分量減少
◎限制脂質攝取
◎限制酒精攝取

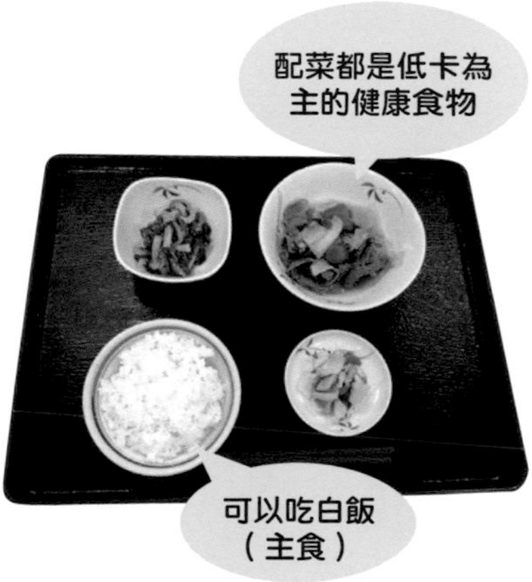
配菜都是低卡為主的健康食物
可以吃白飯（主食）

一年後的實踐結果

體重	−4.6kg
腰圍	−3.8cm
血糖值（空腹）	−1.3 mg/dL

減醣飲食

將醣類攝取量限制在一定的分量以內，對蛋白質、脂質則無限制的飲食療法。

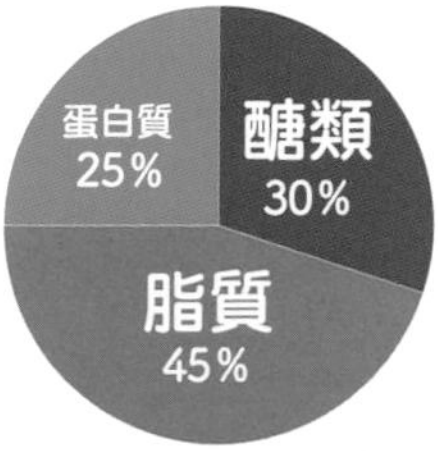

◎不需要計算卡路里
◎不需要減少餐點分量
◎可以吃一些以油調理、卡路里較高的料理
◎可以適量飲用蒸餾酒

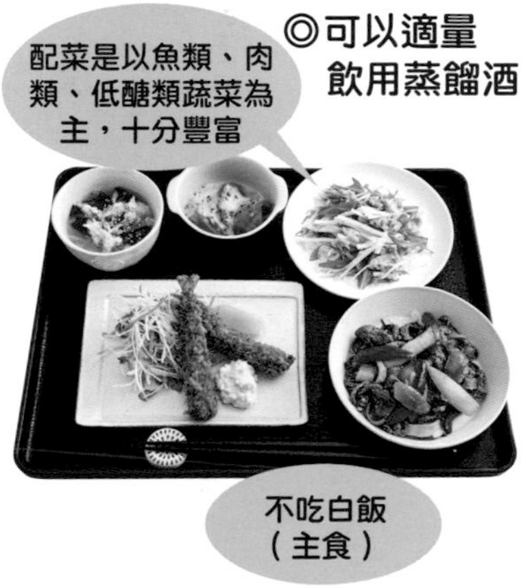
配菜是以魚類、肉類、低醣類蔬菜為主，十分豐富
不吃白飯（主食）

一年後的實踐結果

體重	−8.5kg
腰圍	−8.4cm
血糖值（空腹）	−4.5mg/dL

11 減醣帶來的健康效果

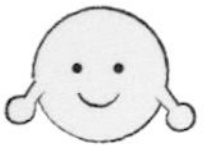

＼減脂的關鍵在於醣類！／

透過減醣讓內臟脂肪大幅降低！

減醣飲食除了能治療肥胖及糖尿病外，還有許多健康效果。透過減醣，可以減少體內的中性脂肪，增加好膽固醇（ＨＤＬ，高密度膽固醇），進而改善高血脂症。另外，也能減少內臟脂肪及皮下脂肪，改善脂肪肝。

因為內臟脂肪及中性脂肪、脂肪肝等名詞中有「脂肪」兩個字，所以很多人會以為想要改善就必須減少攝取飲食中的脂質（脂肪）。這其實是錯誤的。反倒是減醣飲食對於上述情況的改善效果非常好。

左頁是將患者分成三組進行飲食控制後得到的調查數據。實行減醣飲食的組別，在內臟脂肪、中性脂肪、好膽固醇的變化都顯示出，效果優於低卡飲食的組別。另外，在脂肪肝方面，透過腹部超音波觀察一年後的變化並進行比較，也看出減醣飲食較有改善效果。

也能改善高血壓！

減醣還有其他很棒的效果。肥胖及糖尿病患者因為血糖值高，所以血液會變得濃稠，為了讓血液澄清，所以血液中的水分含量會變高，進而導致高血壓。減醣飲食能讓血糖值下降，自然就能使血壓降低。而且，減少白飯等主食後，配菜的調味也能調淡一些，藉此改善高血壓的狀況。

減醣飲食的優點

將患者分成三組
進行飲食控制後，
得到的調查數據。

- **減醣飲食住院組**（進行一週的減醣飲食住院教育）
- **減醣飲食院外組**（沒有住院，僅接受減醣飲食指導）
- **低卡飲食院外組**（沒有住院，僅接受低卡飲食指導）

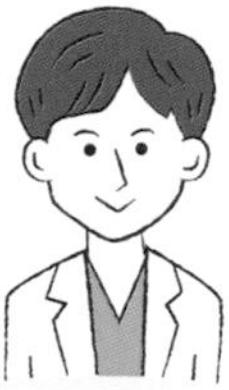

從數值的改善
可以看出減醣飲食
與內臟脂肪減少之間
的關聯性！

①內臟脂肪減少

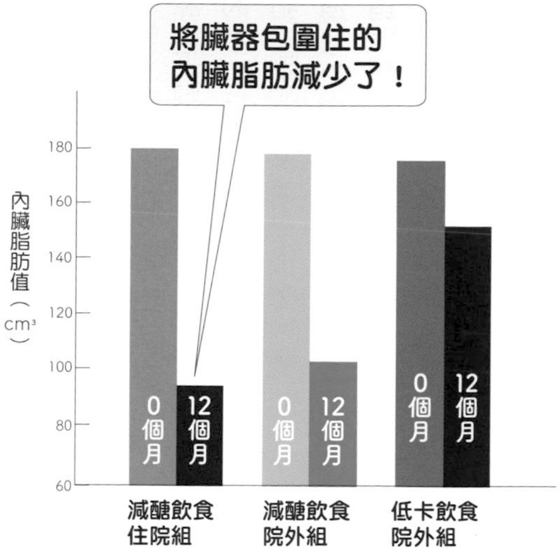

②中性脂肪減少

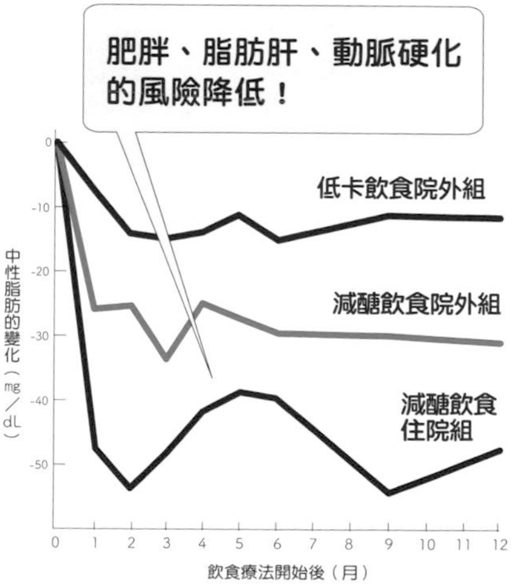

③好膽固醇增加

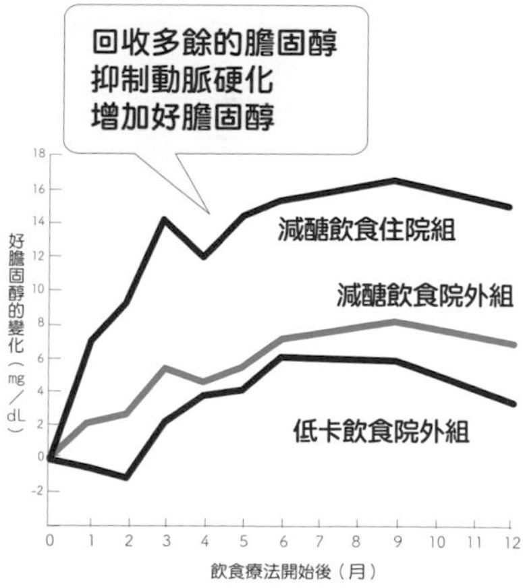

比起低卡飲食，減醣飲食更有效！

12 輕易就能吃到的「醣類集合體」

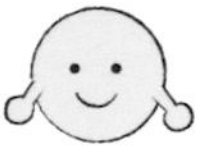

在飲食上多花點時間和金錢！

便宜、好吃又方便取得的醣類

筆者截至目前為止，已為一千名以上的肥胖患者進行診察，而其中因攝取過多醣類而導致肥胖的患者占了大多數。

過度攝取醣類排名第一的原因，是由於含有大量醣類的食品很美味，而且又非常方便。忙到沒有時間又肚子很餓的時候，你會吃什麼呢？大概是飯糰、麵包、拉麵等食物，對吧？這類食品就像是醣類的集合體。便利商店、速食店也充滿了這類高醣食品。

超市入口處會有水果區和麵包店，這些原本都不在採購清單內，但是許多人會禁不住誘惑就將其放入購物籃裡。此外，還有許多像甜麵包、杯麵等，可以直接吃，或是只要加入熱水調理，不費時的食品。何況這類食物通常單價相對較低，所以更容易入手。

應該多花點時間和心力在飲食上

人類的飲食即使侷限於醣類，還是可以生活的。例如，早餐吃飯糰和蔬果汁；午餐吃甜麵包和杯麵；晚餐吃拉麵、煎餃配啤酒的飲食生活。可若持續這樣的飲食生活，就會因為攝取太多醣類導致肥胖及糖尿病。而且，也有可能因缺乏第30頁所述的必須胺基酸及必需脂肪酸而造成健康危害。所以，「對便宜又方便的食物要保持戒心」！

吃下肚的醣類，竟比預期的還多!?

本來沒打算吃這麼多，結果重新檢視後才發現意外地吃進許多「醣類」。

早

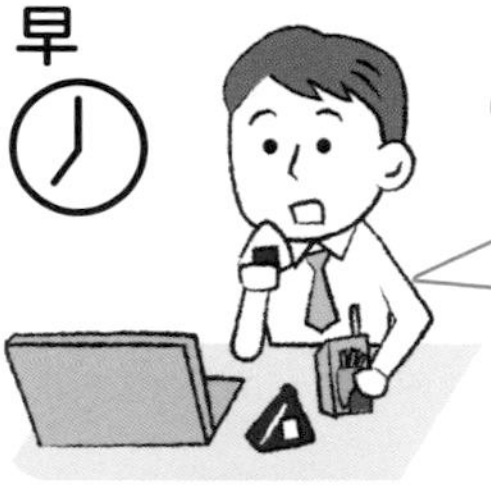

早餐
飯糰2個
蔬果汁

醣類 79.5g

午

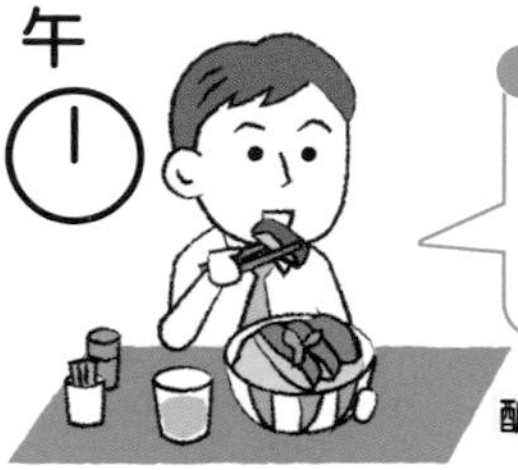

午餐
豬排丼
（大碗）

醣類 146.2g

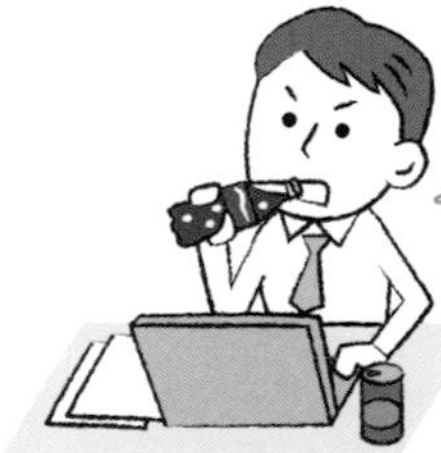

飲料
可樂、
罐裝咖啡
（含糖）

醣類 72.2g

晚

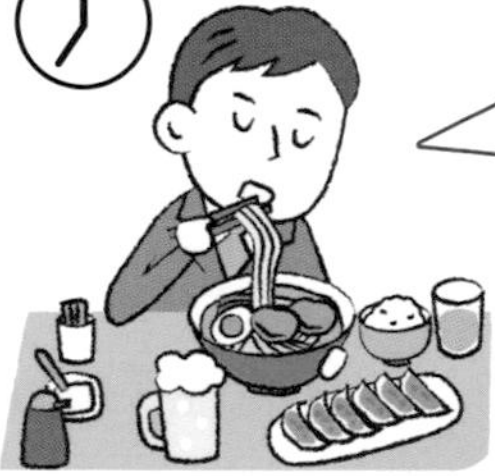

晚餐
拉麵、白飯、
煎餃（6個）、
啤酒

醣類 164.7g

一日合計 **462.6g**

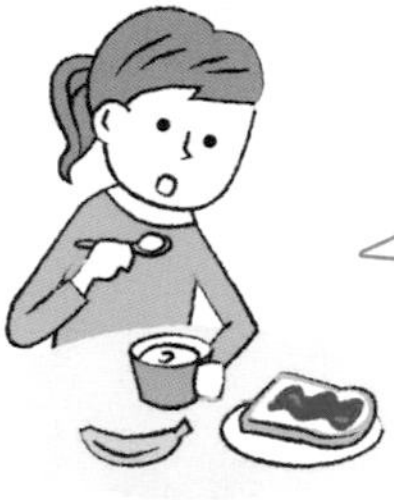

早餐
果醬吐司、
香蕉、
優格

醣類 76.7g

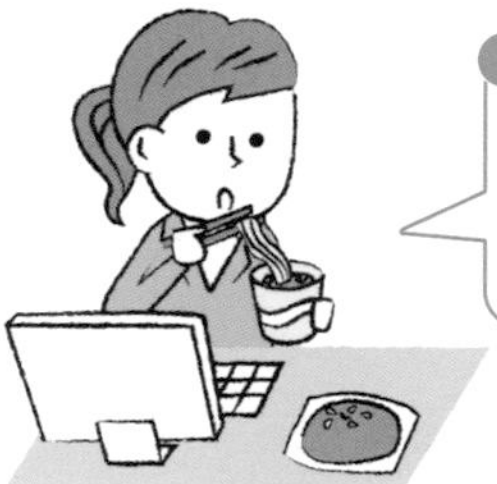

午餐
甜麵包、
杯麵

醣類 105.3g

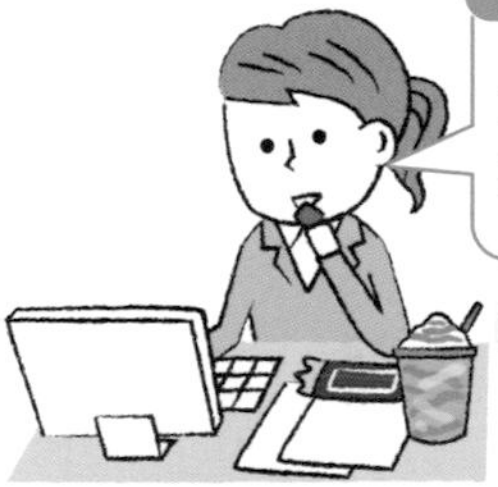

點心
巧克力、
焦糖冰沙

醣類 98.5g

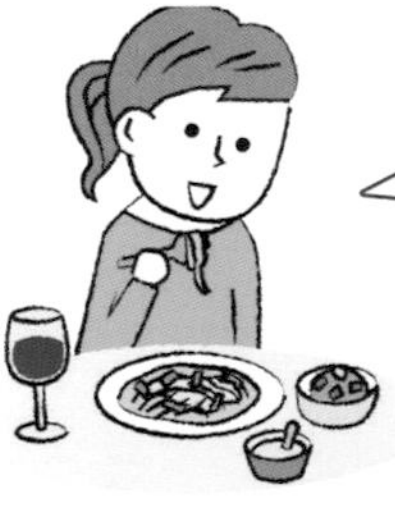

晚餐
義大利麵、
南瓜沙拉、
紅酒、
冰淇淋

醣類 135.9g

一日合計 **416.4g**

13 水果中的醣類容易轉化為脂肪

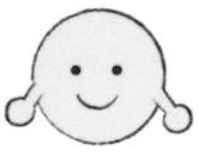

／富含維生素C且有益健康，是錯誤的嗎？／

水果是點心，不是蔬菜

大部分的人應該都知道甜點是醣類的集合體，不要吃太多比較好（即使如此還是戒不掉，所以才是點心嘛）。那麼水果呢？應該有許多人為了健康，所以積極地攝取水果。

水果因為富含維生素C，所以經常被當作和蔬菜一樣健康的食物。確實，維生素C對人類而言是很重要的營養素。缺乏維生素C，可能會容易骨折；引發感冒等感染症；或是因微血管變得脆弱而導致出血。另一方面，水果中含有許多果糖，是和葡萄糖不同種類的醣類，儘管不容易使血糖值暴衝，但相當容易導致肥胖。

筆者任職的醫院位於長野縣，這裡以蘋果、桃子、葡萄等水果產地而聞名。筆者認為，減重門診的病患中有許多人的肥胖主因都是「水果」。之所以會說生病時要吃水果，是因為水果吃起來既方便，又能輕鬆獲得營養。但是，對於體力沒有特別差，又缺乏活動量的現代人而言，水果在日常中活中只是點心。請各位將水果當作甜點，盡量減少食用。

有人會問「這樣不會缺乏維生素C嗎？」其實黃綠色蔬菜中也含有許多維生素C，請各位一定要多吃點黃綠色蔬菜。

水果中的成分主要是果糖

果糖是醣類的最小單位——「單醣類」的一種，在小腸中被吸收之後，會直接被運送至肝臟進行代謝。果糖雖然不會直接造成血糖值上升，但卻會堆積在體內，形成肥胖的原因。

【水果的含醣量】

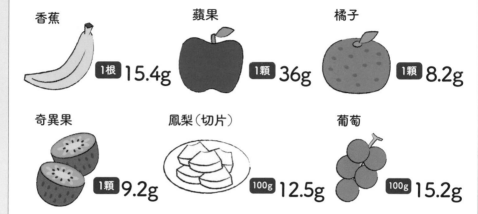

香蕉

1根 15.4g

蘋果

1顆 36g

橘子

1顆 8.2g

奇異果

1顆 9.2g

鳳梨（切片）

100g 12.5g

葡萄

100g 15.2g

【更何況】日本的水果之中有許多糖度都很高，容易造成「甜食上癮」，要多注意！

盡量減少水果的攝取！

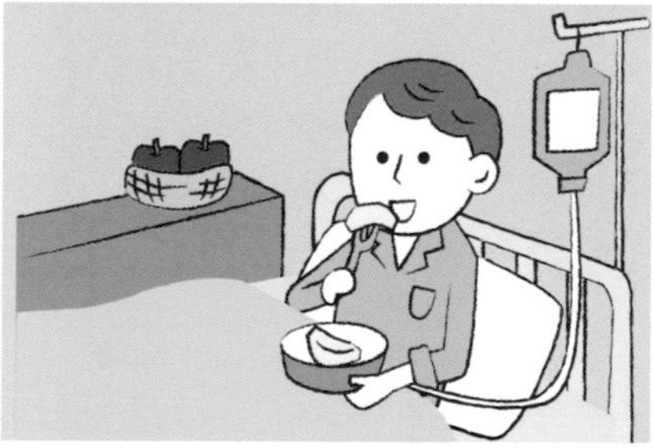

- 對於因生病而降低食慾的病患來說，帶點甜味的水果比較好入口，而且也能有效地攝取維生素C等營養。
- 香蕉及蘋果等日常在吃的水果具有豐富的膳食纖維，有助於消化，在消化器官較虛弱的時候，適合當作營養補給品。

↓ 也就是說

生病時可以透過水果有效地攝取營養，但是健康的人不宜大量食用！

14 年紀越大，越容易攝取過多醣類！

／活動量降低，水果和點心的攝取量卻增加了／

重新檢視退休後的飲食生活

如同前述文章中提到的，醣類對於熱量消耗較多的人，亦即活動量高的人來說是有效的營養素。年齡增加後，由於活動量減少，基礎代謝率降低，因此更應該減少醣類的攝取。可是在六十歲以上的人之中，無論是男性或女性，醣類攝取量在總攝取熱量之中的比例都有增加的傾向。這是為什麼呢？

觀察不同年齡層所攝取的食品種類可以發現，老年人攝取了許多水果及點心，筆者認為老年人的醣類攝取量增加，主因是退休後通常比較空閒，平日就會看看電視，和鄰居聊聊天。許多高齡肥胖患者就是因為這樣，所以養成了「在十點和三點時吃下水果和點心等，含有許多醣類的食物」之習慣。

老年人應該減少醣類的攝取

對於活動量逐漸減少的老年人來說，攝取大於活動量所需的醣類對健康較為有害。事實上，年紀越大，糖尿病高危險群的人口比例也越多。被診斷為糖尿病患者的老年人，免疫力都會明顯衰弱，而且容易感染，甚至有可能危及性命。在歸因於年齡增長之前，請先審視一下自己的飲食生活吧。相信一定能夠找到答案。

年齡越大，越應該減少醣類攝取量。另外，攝取量相對減少的蛋白質及脂質，由於是人體的組成成分，因此反而要多吃一點。

老年人都喜歡吃水果？

●一天之中吃了多少水果呢？（每人每日平均值）

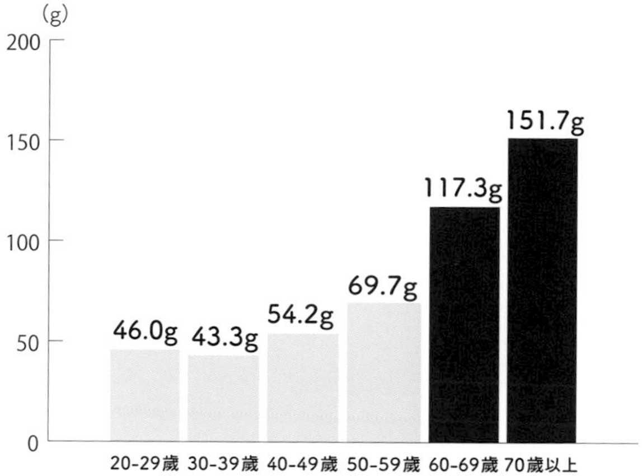

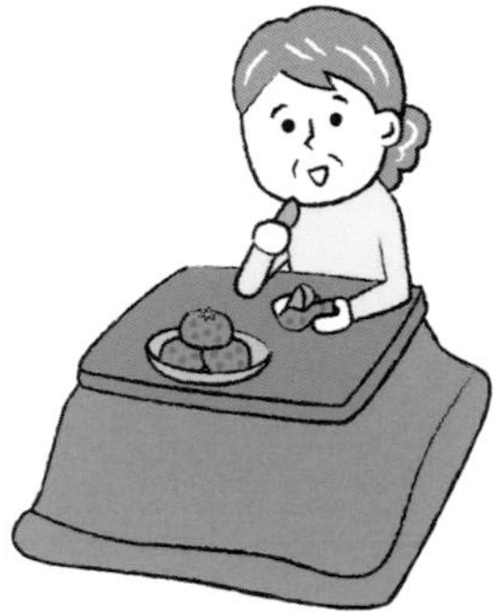

2019年國民健康暨營養調查
（厚生勞動省）

老年人攝取了許多水果

伴隨著年齡增長而增加的糖尿病

●糖尿病高危險群的人口比例

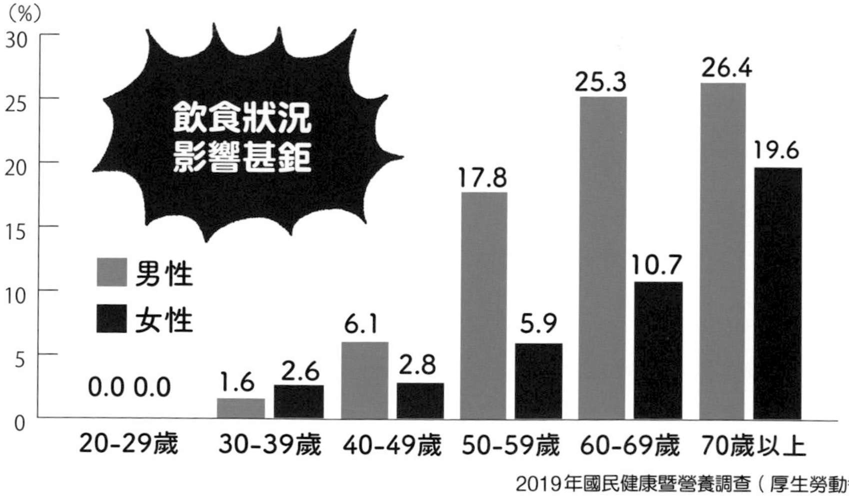

2019年國民健康暨營養調查（厚生勞動省）

PART1 理解度測驗

Q1 請選出下列醣類相關說明，哪些是正確的？

A 醣類是用來製造肌肉、臟器、皮膚、毛髮、指甲、血液等人體構造的營養素。
B 醣類是可以供給腦部及肌肉能量的來源。
C 含有大量醣類的食品包括白飯及麵包、根莖類、砂糖、水果等。
D 醣類是指去除膳食纖維的碳水化合物。

Q2 請問三大營養素為何？

Q3 請問下列何者是醣類的特徵？

A 醣類可以轉化為肌肉及臟器等身體組成成分。
B 醣類容易蓄積成為體脂肪。
C 吃再多醣類都不會變胖。
D 醣類幾乎100%可以被人體吸收。

Q4 請問三大中毒是指？

Q5 血糖若太常大幅波動會有什麼風險？請選出所有正確的選項。

A 提升罹患失智症、癌症的風險。
B 形成心肌梗塞及腦中風的原因。
C 發展成為糖尿病。
D 引發動脈硬化。

Q6 哪些食物中含有大量醣類？請選出所有正確的選項。

A 魚、肉　B 蛋　C 白飯及麵包、麵類　D 根莖類　E 砂糖　F 水果
G 菇類　H 菠菜等葉菜類　I 胡蘿蔔及白蘿蔔等根莖類蔬菜

Q7 請從下列選項中選出實行減醣飲食的優點

A 不需要計算卡路里，簡單易懂，比較容易持續下去。
B 只要不吃白飯，就能吃馬鈴薯燉肉、馬鈴薯沙拉等具有飽足感的食物。
C 可以減少內臟脂肪，增加中性脂肪及好膽固醇。
D 飲食的調味清淡，可以改善高血壓。

解答在第147頁

PART 2

醣類與「身體」

醣類與肥胖、糖尿病的密切關係

1 顯示出肥胖程度的BMI值

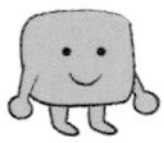

／即使體重相同，危險程度也不盡相同／

BMI值是利用身高及體重計算出來的

說到肥胖程度的指標，通常會先聯想到體重。體重當然是重要的指標，但是，同樣是一百公斤的人，身高卻分別是一百五十公分及一百九十公分，相信大家應該都能了解這兩者的肥胖程度差異吧。

因此，目前最常被當作肥胖參考標準的就是BMI（身體質量指數）。BMI是以體重（kg）÷身高（m）÷身高（m）而計算出來的，根據日本肥胖學會制定的「肥胖程度判定標準」如左頁表格。依前述的例子來看，體重一百公斤且身高一百五十公分的人BMI為44．4，相當於「第三級肥胖」；體重一百公斤且身高一百九十公分的人BMI為27．7，則是「過重」。

BMI值與生活習慣病的罹患率

請大家也實際算算看自己的BMI值吧，結果是被分在哪個類別呢？BMI22是最健康的。不過，根據二〇一九年的日本國民健康暨營養調查，有33．0％的男性及22．3％的女性屬於BMI25以上的族群。

BMI25以上被判定為肥胖的人們，與BMI25以下的人相比，罹患糖尿病、高血脂症、高血壓等生活習慣病的機率更高，BMI30以上的患病率也會相對提升。另外，日本人和歐美人相比，更容易在肥胖程度較輕微的時候罹患生活習慣病，需要特別注意。

了解自己的BMI

BMI

Body Mass Index

國際上通用，用來表示肥胖程度的身體質量指數。若計算出來為BMI 22，就表示當下的體重為標準體重，也是最不容易生病的狀態。

BMI的計算方式

BMI＝體重(kg)÷身高(m)÷身高(m)

●肥胖程度的判定標準

BMI（數值範圍）	判定等級
未滿18.5	體重過輕
18.5以上，未滿25	正常體重
25以上，未滿30	須注意 肥胖（過重）
30以上，未滿35	須注意 肥胖（第一級肥胖）
35以上，未滿40	重度肥胖 肥胖（第二級肥胖）
40以上	重度肥胖 肥胖（第三級肥胖）

罹患生活習慣病的危險度

例）田中先生 50歲男性

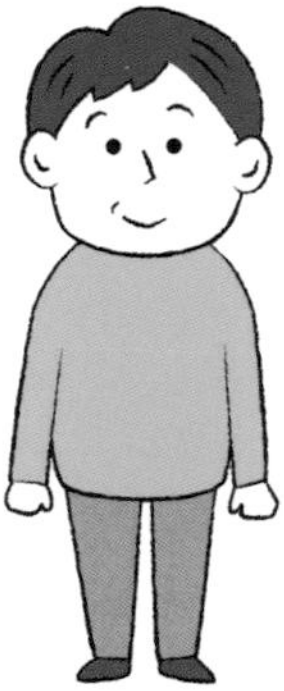

・體重85kg
・身高172cm

BMI＝85÷1.72÷1.72
＝**28.7**

肥胖程度判定為「過重」 須注意

2 肥胖為萬病之源，肥胖症是一種疾病

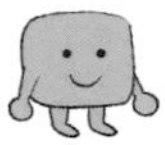

＼內臟脂肪型肥胖需要特別注意！／

肥胖與肥胖症的定義

相信大部分人都知道糖尿病是一種疾病，那麼肥胖呢？「最近因為壓力好像變胖了」，「那個人好胖哦」，大家可能都有說過類似這種「好像很胖＝肥胖」的話。

回歸肥胖的根本定義，就是如前頁所述的BMI25以上。單憑BMI25以上的數值，即可知道已對身體產生負面影響，而因肥胖而引發的疾病從糖尿病、高血脂症、高血壓等疾病，到心肌梗塞、腦中風、退化性關節炎、睡眠呼吸中止症候群等，共可列舉出十一項（左頁）。這樣大家應該能了解，肥胖會引發多少各式各樣的健康問題了吧？

而BMI25以上，過去又曾罹患一種以上這些因肥胖而產生的疾病，或是在腹部電腦斷層掃描發現有面積一百平方公分以上的內臟脂肪，就會被診斷為「肥胖症」。

肥胖對身體而言當然是種不良狀態，而被診斷為肥胖症的人已經因肥胖而引發疾病，更是個大問題。此外，肥胖症的診斷基準非常重視內臟脂肪的囤積程度，肥胖症也與肝癌、大腸癌、食道癌、胰臟癌、乳癌等惡性腫瘤及膽結石、胃食道逆流等疾病相關。

肥胖儼然就是萬病之源。為了避免罹患肥胖症，最重要的就是及早開始實行對肥胖最具治療效果的減醣飲食法。

你是屬於肥胖？還是肥胖症呢？

肥胖症是指……

因肥胖而對健康狀態造成負面影響，或是內臟脂肪囤積過剩等狀態，必須接受治療！

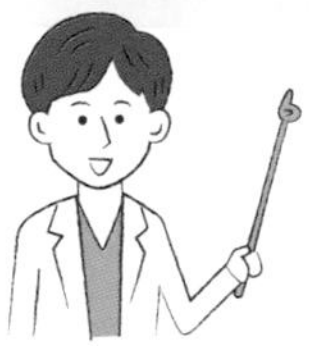

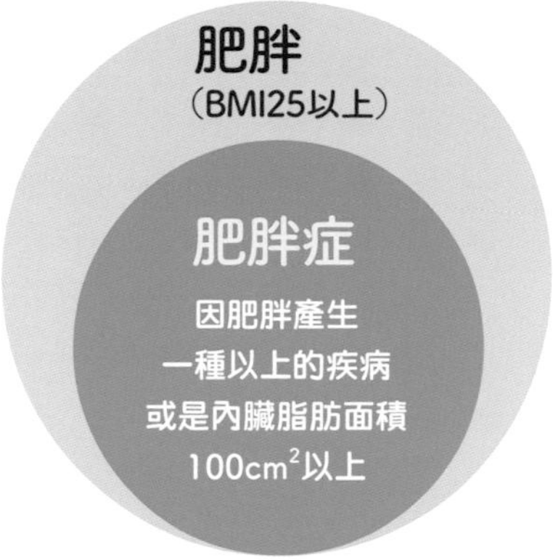

伴隨著肥胖產生的疾病

- ☑ 1 糖尿病・糖尿病潛在患者
- ☑ 2 高血脂症
- ☑ 3 高血壓
- ☑ 4 高尿酸血症・痛風
- ☑ 5 心肌梗塞・狹心症
- ☑ 6 腦中風
- ☑ 7 脂肪肝
- ☑ 8 月經異常・不孕
- ☑ 9 睡眠呼吸中止症・肥胖肺換氣不足綜合症
- ☑ 10 退化性關節炎・退化性脊椎炎
- ☑ 11 肥胖相關的腎臟病

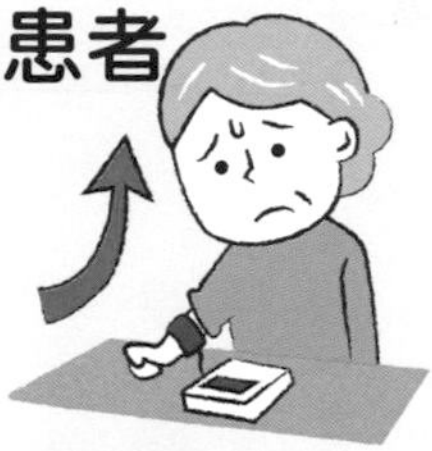

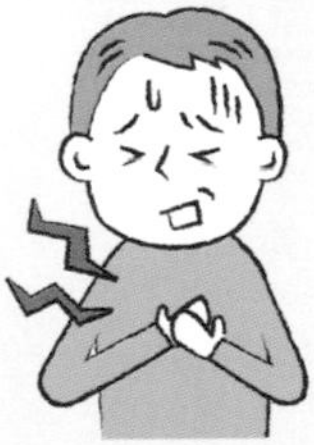

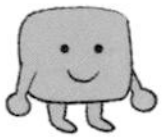

3 因醣類過剩而形成的肥胖原因

醣類會以體脂肪的形式囤積

將醣類運送至細胞的胰島素

造成肥胖的原因到底是什麼呢？多數人應該會說是攝取過多卡路里（能量），或是運動不足吧。答案是「YES」。運動不足的部分，我們後續會提到。而透過飲食攝取的「攝取熱量」超過日常生活中消耗的「消耗熱量」時，就會轉換為體脂肪囤積在體內。如同PART 1所述，「蛋白質」及「脂質」是身體的組成成分，可用於身體的新陳代謝，相反地，「醣類」就只能當作能量來源使用。也就是說，因攝取過剩而轉換為體脂肪的熱量大多來自於醣類。

只要攝取醣類，胰臟就會分泌一種名叫胰島素的荷爾蒙，使血糖值下降，多餘的熱量就會儲存在脂肪細胞中。攝取越多的醣類，身體也會分泌越多胰島素，多餘的醣類就會以體脂肪的形式囤積在體內。胰島素分泌量越多就越容易變胖，所以胰島素又被稱作肥胖荷爾蒙。換句話說，一旦攝取過量的醣類，身體就會分泌越多肥胖荷爾蒙，使醣類轉化為體脂肪，進而造成肥胖。

反之，只要限制醣類的攝取量，胰島素的分泌量也會減少，身體就會燃燒體脂肪（特別是內臟脂肪）以取代醣類，作為能量來源。也因此，減醣飲食法對於減重的效果非常好。而且，日本人的飲食中醣類約占50～60％，原本的攝取量就很多，所以比較容易刪減，是與減重相關的意外優點。

多餘的醣類只會囤積在體內！

醣類

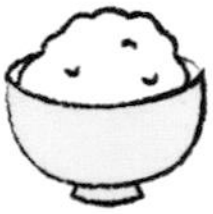

●不能成為身體的組成成分
●會促進名為肥胖荷爾蒙的胰島素分泌

→ **容易讓人變胖的營養素**

脂質

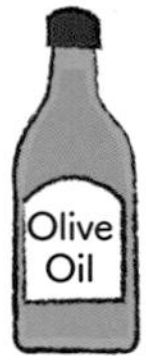
Olive
Oil

●身體的組成成分
●攝取過剩也不會被吸收而是被排出體外

蛋白質

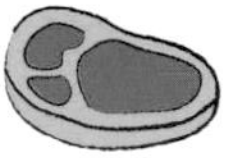

●身體的組成成分
●消化吸收時的攝食產熱效應效果非常好

→ 不容易讓人變胖的營養素

胰島素＝肥胖荷爾蒙的原因

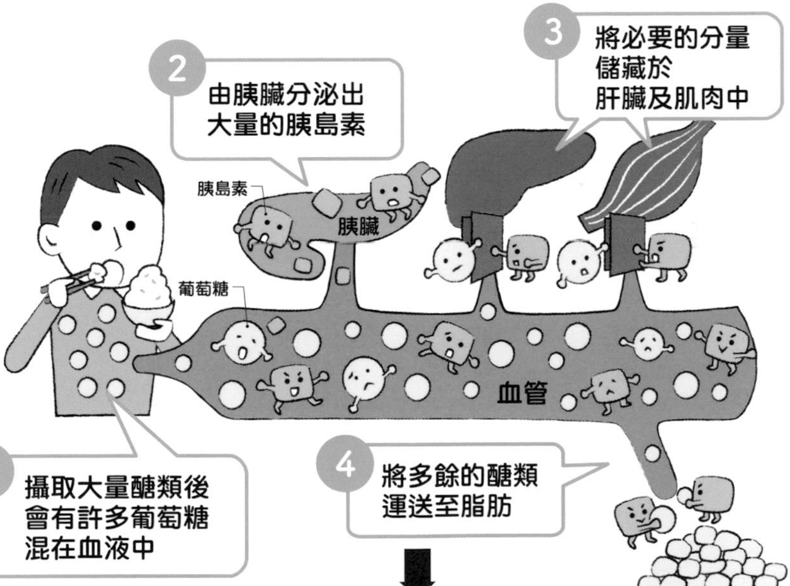
1 攝取大量醣類後會有許多葡萄糖混在血液中
2 由胰臟分泌出大量的胰島素
3 將必要的分量儲藏於肝臟及肌肉中
4 將多餘的醣類運送至脂肪
胰島素
胰臟
葡萄糖
血管

結果 囤積成脂肪，就變胖了！

4 能變胖也是種天賦!?

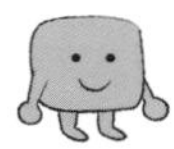

／容易吸收醣類的體質／

在減重門診看診時，每當有患者說「如果有吃再多都不會變胖的藥就好了」，我都會告訴他們「能變胖也算是種天賦哦」，結果每個人的反應都是大吃一驚。這邊就先講解一下這句話的意思吧！

容易變胖的人是因為身體吸收食物的效率特別好。因此，只要攝取蛋白質為主的飲食，並努力進行增肌訓練，就能獲得具有肌肉線條的身材。但如果不運動，且攝取過量的醣類，醣類就會不斷地被吸收，使體脂肪增加。

體脂肪是飢荒時的能量來源

體脂肪是攝取熱量不足時的儲備能量。舉例來說，當遇上飢荒，無法取得食物時，最大的問題就是血糖值的維持。人類在低血糖狀態時就會死亡，所以身體具有一種運作機制，是將攝取的部分肝醣儲存在肝臟及肌肉中，當醣不足時就會利用肝醣使血糖上升，進而產生能量。等到儲存的肝醣也用完時，就會開始分解體脂肪及肌肉使血糖上升，藉以維持生命（這個現象就稱為糖質新生）。

換句話說，身體具有較多可以轉換為能量的體脂肪的人，在飢餓狀態下也不會造成低血糖，能夠因此而存活。不過，在糧食充足的現代日本，肥胖者實際上並沒有機會利用到那些因攝取過量醣類而增加的體脂肪，而是容易引發糖尿病、高血壓、高血脂症等疾病，進而縮短壽命。

容易變胖的人・不容易變胖的人

即使每餐的量差不多，有些人東西吃下肚後就是比較容易轉變為脂肪，且體重也會增加；有些人體重卻沒有什麼變化。為什麼會這樣呢？

容易變胖的人

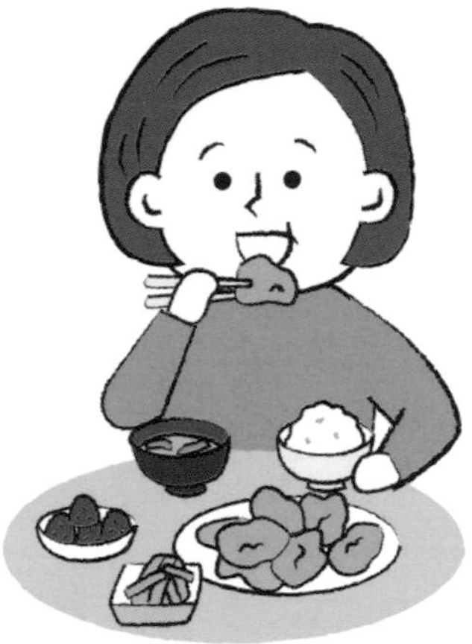

營養吸收的效率高，只要攝取醣類就會被身體吸收，沒辦法轉換為能量的部分便會囤積起來，使人變胖。

不容易變胖的人

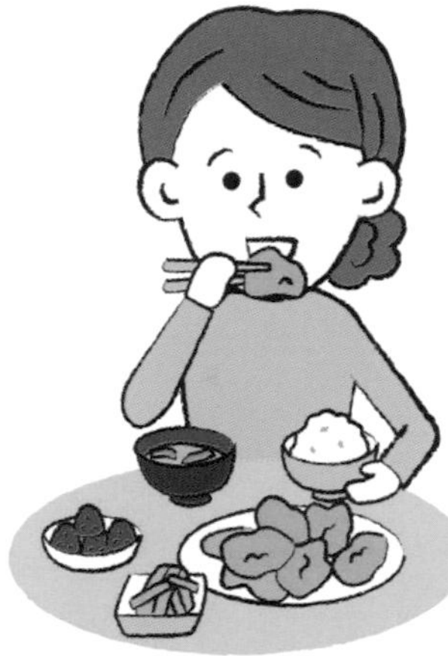

可能是消耗較多卡路里，或是不容易吸收營養的體質。因為攝取卡路里減少，所以不會變胖。

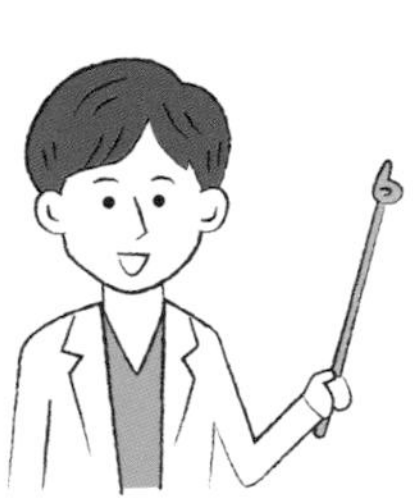

容易變胖的人比較容易塑造好身材哦！

容易變胖＝容易吸收營養素，往反方向想，只要以攝取蛋白質為主的飲食，並積極進行增肌訓練，就可以鍛鍊出具有堅實肌肉的好身材了！

5 日本人比較容易囤積內臟脂肪

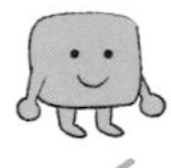

看起來不胖的人也要注意！

內臟脂肪型肥胖及皮下組織型肥胖的差異

人類的脂肪組織（體脂肪），可以從附著的位置區分是內臟脂肪或是皮下脂肪。內臟脂肪是附著在小腸等內臟周圍的脂肪，皮下脂肪則會附著在全身皮膚底下。

內臟脂肪較多的人屬於內臟脂肪型肥胖，這類人的腰圍比較容易變粗，因為體態關係，又稱作「蘋果型肥胖」。此種肥胖容易導致生活習慣病，同時也是代謝症候群的診斷標準。此外，有些人雖然外觀看起來不胖，BMI值也不到肥胖的程度，卻有內臟脂肪囤積的狀況，這就是俗稱的「隱性肥胖」、「纖瘦型代謝症候群」。像這種明明不怎麼胖，卻有糖尿病等生活習慣病的患者，大多都有內臟脂肪過多的狀況。

皮下脂肪較多的人則是屬於皮下脂肪型肥胖，特徵是腰部、大腿、臀部等下半身都容易長肉，因為體態，稱作「洋梨型肥胖」。外觀看起來比較豐滿，但是血液檢查卻沒有異常的人，大多是這種皮下脂肪型肥胖。

包含日本人在內的東方人多屬於內臟脂肪型肥胖，須特別留意體重增加的狀況。腹部斷層掃描若顯示內臟脂肪超過一百平方公分，就代表內臟脂肪過多。請各位一定要利用全身健康檢查等機會，接受測定內臟脂肪的電腦斷層掃描。內臟脂肪雖然容易囤積，不過因為靠近內臟容易被代謝，所以比皮下脂肪更容易消減。想要減少內臟脂肪，當然還是實行減醣飲食最有效。

安全的肥胖及危險的肥胖

皮下脂肪型肥胖
〈洋梨型肥胖〉

皮下脂肪是……

囤積在皮膚與肌肉之間的脂肪。可以保護身體不受寒冷及撞擊等外界侵害，具有軟墊般的功能。

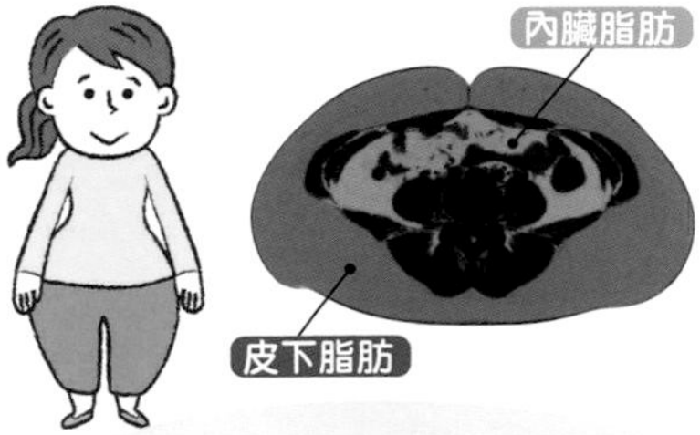

相對安全

內臟脂肪型肥胖
〈蘋果型肥胖〉

內臟脂肪是……

附著在內臟周圍的脂肪。會導致血糖值升高及中性脂肪增加、血壓上升等各種不良影響。

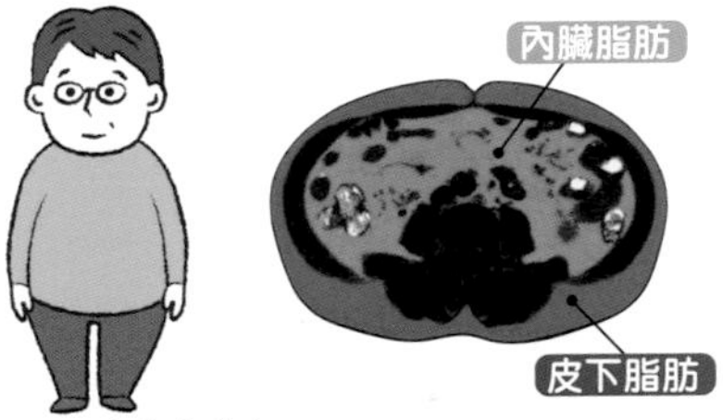

危險 容易導致生活習慣病

注意纖瘦型代謝症候群!!

體型纖瘦的人在照腹部電腦斷層掃描時，也會有內臟脂肪過多的狀況，這是無法從外觀上發現的。右邊兩人的身高、體重幾乎相同。

【BMI同樣為20的兩人】

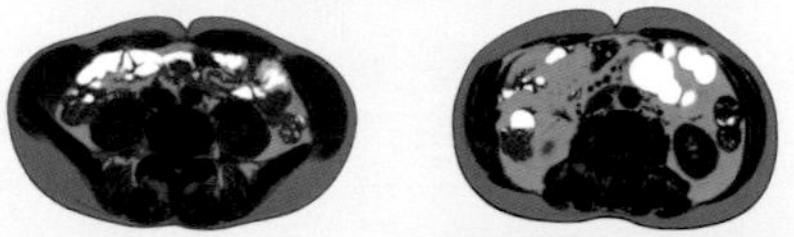

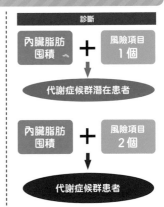

前川醫師 內臟脂肪 26.9cm²

纖瘦型代謝症候群患者 內臟脂肪 131.3cm²

代謝症候群的診斷標準

內臟脂肪囤積

內臟脂肪囤積 100cm²以上

腰圍
- □男性 85 cm以上
- □女性 90 cm以上

風險項目

- □最高血壓 130mmHg 以上
- □最低血壓 85mmHg 以上
- □中性脂肪 150mg/dL 以上
- □HDL 高密度膽固醇 未滿 40mg/dL
- □空腹血糖值 110mg/dL 以上

診斷

內臟脂肪囤積 ＋ 風險項目1個 → 代謝症候群潛在患者

內臟脂肪囤積 ＋ 風險項目2個 → 代謝症候群患者

6 肥胖會提升罹癌風險，並加速老化

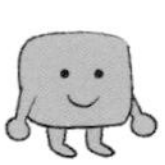

攝取過多醣類後等著你的將是……

肥胖會提升罹患癌症、失智症的風險

先前有解釋過肥胖跟癌症的關聯性，而包括日本在內的諸多已發展國家中，因肥胖而造成的「生活習慣型癌症」，發生率正急遽地增加。

肥胖之所以會形成各種癌症源頭的原因有很多種，其中最大的可能是由於肥胖造成胰島素分泌過剩的狀態，因此連帶提升癌症發病的風險。根據美國的研究，無論男女只要ＢＭＩ增加，因癌症而死亡的風險也會跟著升高。

另外，肥胖也被認為會提高罹患失智症的風險。根據二〇一九年美國邁阿密大學的研究，六十至六十九歲且ＢＭＩ較高，腰圍較寬的人，負責記憶及思考等重要工作的大腦皮質（灰質）厚度，會明顯隨著年齡增加而變薄。這意味著肥胖是與大腦蛋白質減少有關連，且同研究也指出，肥胖有可能造成大腦加速老化十年以上，與阿茲海默症的風險升高也有關係。

在因攝取過多醣類而變胖的人體內，會將多餘的醣類與身體構造成分，同時也是一種蛋白質的膠原蛋白結合，發生名為「糖化」的現象。當皮膚的膠原蛋白糖化時，就會造成鬆弛、皺紋及黯沉。另外，含有大量膠原蛋白的軟骨若糖化，便會容易骨折。

若想延長健康壽命的話，趁年輕就開始進行減醣飲食，積極減少醣類攝取非常重要。

因肥胖而造成的罹癌風險上升中！

紅字為
消化器官的癌症，
在男女之中
都占了多數。

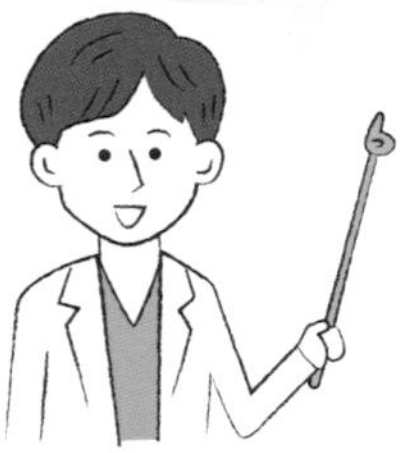

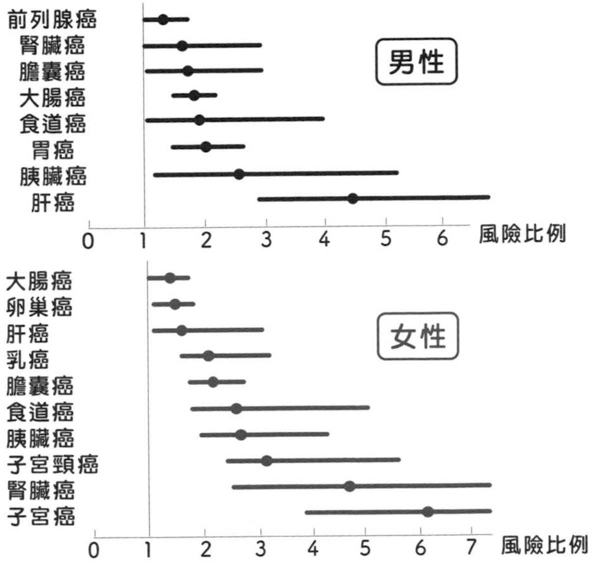

Calle EE, et al. NEJM 2003;348:1625-1638

醣類與老化

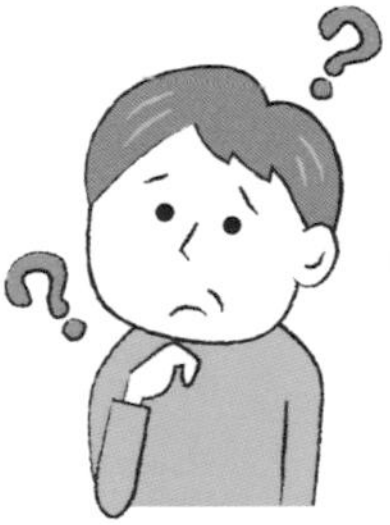

腦部提早老化
失智症
風險提高

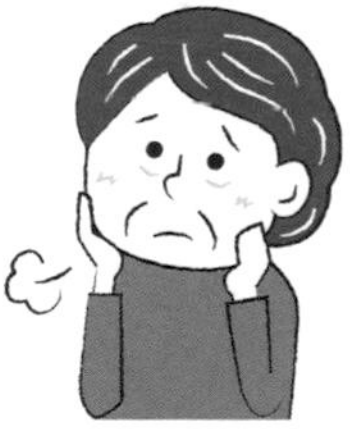

「糖化」是肌膚暗沉
及**鬆弛**、
產生皺紋
的原因

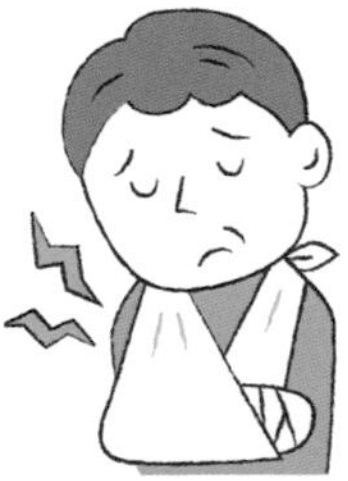

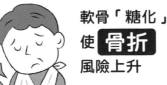

軟骨「糖化」
使**骨折**
風險上升

延長健康壽命
＝
重視減醣飲食

7 醣類攝取過量會剝奪生活的樂趣

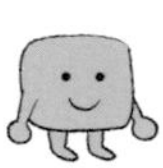

回到年輕時的健康體重吧！

脂肪的重量是造成膝蓋痛及腰痛的原因

有沒有讀者去整形外科檢查膝蓋痛及腰痛時，結果被醫生建議要先減重？在減重門診內，也有許多病患因慢性膝蓋痛、腰痛而感到困擾。

長期的肥胖狀態會對膝蓋及腰部造成負擔，最終導致關節及骨骼變形。有痛感的患者和年輕時的健康體重相比，究竟增加了幾公斤呢？這些增加的體重大多來自於脂肪，簡直就像是一直抱著十幾二十公斤的脂肪走路、上樓梯、久站著工作。聽起來很辛苦對吧？

而且隨著年齡增長，若沒有特別鍛鍊，肌力也會逐漸衰弱，進而對膝蓋及腰部造成更大的負擔。使用止痛藥只是種支持性治療，更何況輕忽疼痛會讓膝蓋及腰部磨損速度加快，結果讓關節變形、落到需要動手術的地步。

即便身材肥胖但感覺還很健康的人也不能輕忽大意。體重過重的狀態若一直持續，遲早會讓膝蓋及腰部變形。應該沒有人希望自己因肥胖導致膝蓋及腰部狀況變差，活動量降低，不能運動也不能快樂地旅行，只能病痛纏身地待在家裡吧？

不要覺得只是增加了十公斤，應該要努力回到年輕時的健康體重。為此，我還是要再強調一次，減醣飲食是最有效的方法。

被肥胖剝奪的事物

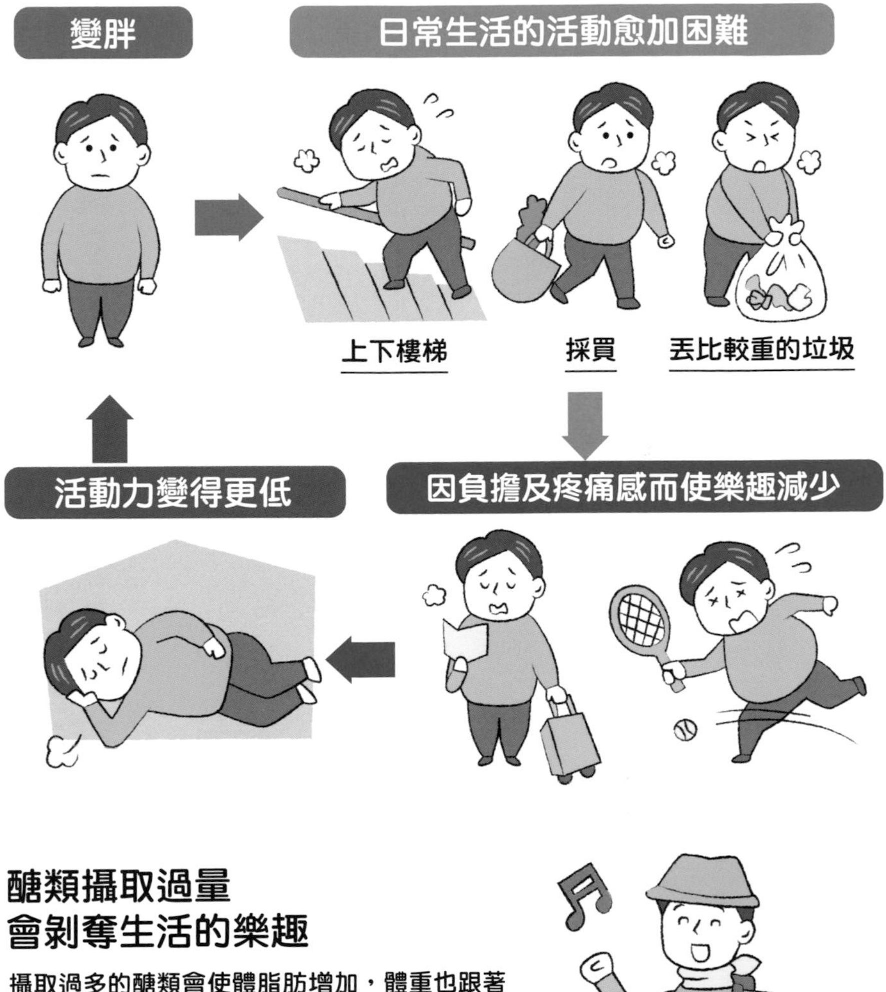

醣類攝取過量
會剝奪生活的樂趣

攝取過多的醣類會使體脂肪增加，體重也跟著增加。這不只對健康不好，也會影響日常生活。動起來有負擔就會不太想動，結果導致體重更重，進入惡性循環。為了防止這樣的事情發生，還是要讓大家知道預防肥胖的重要性。

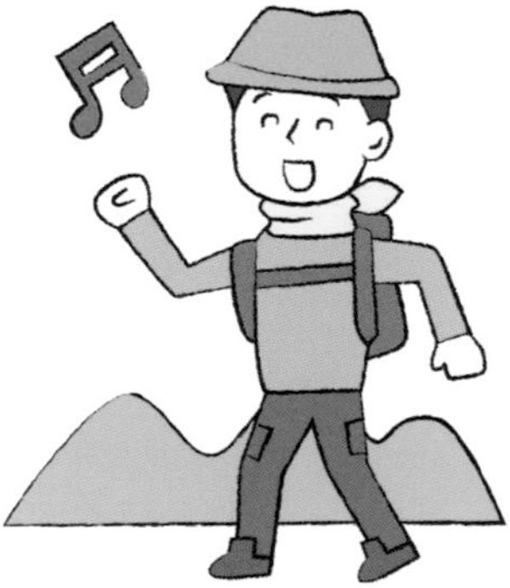

8 醣類與脂質的協奏曲

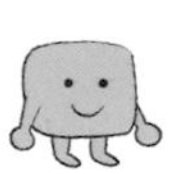

雙重效果導致脂肪囤積

同時大量攝取是導致肥胖的元兇

先前有提過，醣類會促進肥胖荷爾蒙——胰島素的分泌，因此是最容易令人變胖的營養素。那麼，高卡路里的脂質（1g＝9kcal）又如何呢？

攝取過多的脂質也會成為肥胖的原因。尤其是同時攝取大量的醣類和脂質時，醣類會比脂質更早被消耗掉，剩餘的醣類便會轉化為體脂肪。而脂質也不會好好燃燒，因醣類而分泌出來的胰島素會促使脂質被脂肪組織吸收，蓄積成為體脂肪。

現代人非常喜歡同時攝取醣類和脂質。例如拉麵、咖哩飯、豬排丼，還有洋芋片等零食，都含有大量醣類及脂質。以醣類和脂質組合而成的食物都非常誘人，具有成癮性。而且大多是方便取得又能快速享用的東西，對於忙碌的現代人來說，已經是種必要的存在了吧？有時候，是不是會覺得要吃完一塊油脂較多的牛排有點困難，不過只要和白飯一起吃，讓食物在口中重新搭配，就能促進食慾。這種現象會讓人吃下更多不需要的醣類和脂質，簡直就像「醣類與脂質的協奏曲」。

那麼，如果要減重的話，該減少醣類抑或是脂質呢？以身體的運作機制來說的話是醣類。實際進行減重時，減醣的方式也會比較容易規劃及實行。

同時攝取醣類及脂質會變胖！

醣類＋脂質的食物

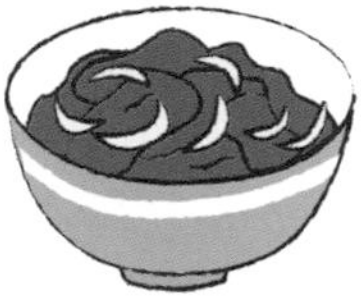

牛丼
白飯（醣類）
＋
牛肉（脂質）

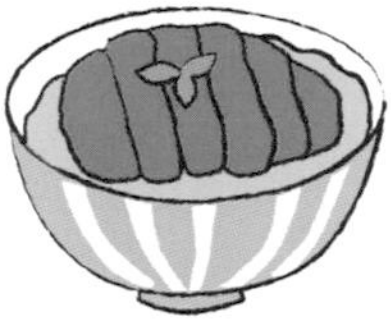

豬排丼
白飯（醣類）
＋
豬肉（脂質）

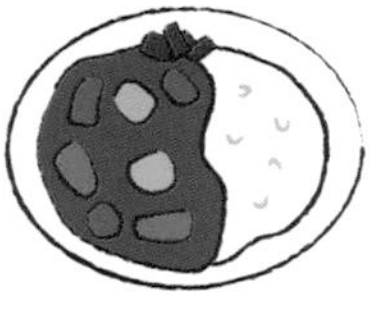

咖哩飯
白飯（醣類）
＋
咖哩醬（脂質）

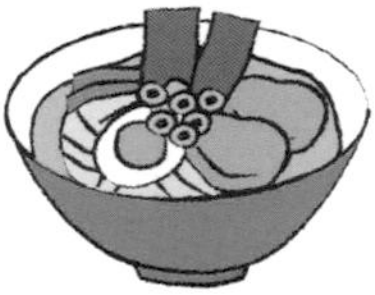

拉麵
麵（醣類）
＋
湯（脂質）

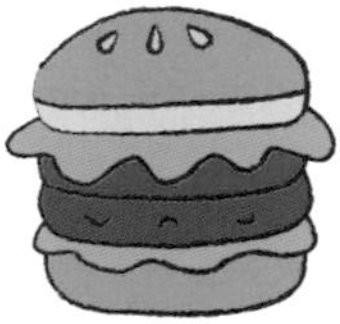

漢堡
麵包（醣類）
＋
肉排（脂質）

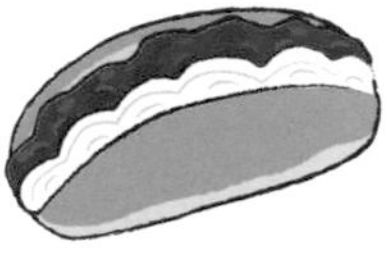

炸薯條
馬鈴薯（醣類）
＋
炸油（脂質）

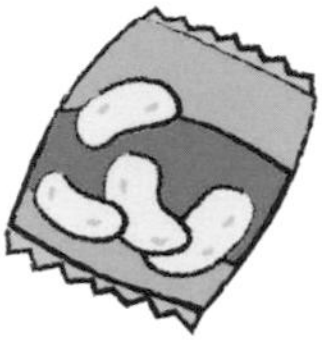

洋芋片
馬鈴薯（醣類）
＋
炸油（脂質）

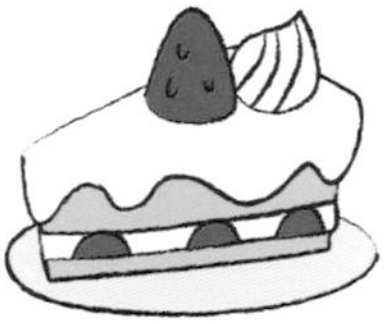

鮮奶油蛋糕
海綿蛋糕（醣類）
＋
鮮奶油（脂質）

醣類＋脂質為什麼會讓人變胖？

原因①
- 脂質在轉變成脂肪的時候會需要因醣類而分泌的胰島素

原因②
- 醣類和脂質的組合會促進食慾讓人吃太多

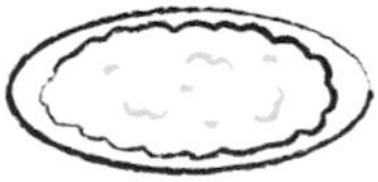

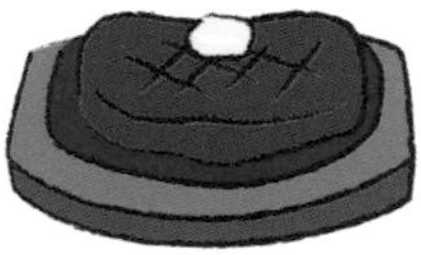

為什麼只有脂質就不會變胖？

原因①
- 只有脂質的話身體不會分泌胰島素脂質就不會轉變為脂肪

原因②
- 只有脂質的話就不會吃那麼多了

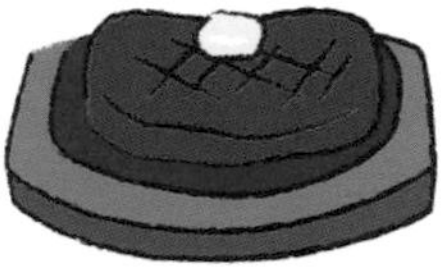

體內的醣類去向

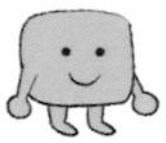

9 肥胖與糖尿病其實是一體兩面

肥胖或是糖尿病取決於胰島素的生產能力

攝取太多醣類容易導致肥胖，而且，血糖值上升也會提高罹患糖尿病的風險。

醣類攝取過剩時，胰臟會產生胰島素，促使葡萄糖被運送至脂肪細胞，但是當胰島素功能減弱時，血液中就會充滿醣類，轉變為糖尿病。

也就是說，容易產生胰島素的人不容易引發糖尿病，但是容易胖；而不容易增加胰島素的人就不會變胖，不過較易引發糖尿病。負責製造胰島素的胰臟運作機能有個體差異，西方人的機能較佳，東方人則有較弱的傾向。左頁圖示中的島嶼為全身的脂肪細胞，海洋則代表全身的血液。米桶代表葡萄糖，浮在海上的船是負責搬運葡萄糖的胰島素。左右一樣各有十三個米桶，可以生產較多胰島素的西方人這邊，米桶不會落入血液中，能夠成功地將其送到脂肪細胞。換句話說，就是不容易得糖尿病，可卻會有肥胖問題。另一方面，不容易產生胰島素的東方人這邊，在將米桶運送至脂肪細胞的過程中，米桶會若入血液中，儘管不會因此增加很多體重，不過會使血糖值上升。這代表不容易肥胖，但會引發糖尿病。

攝取過量的醣類時，會引發糖尿病，或是單純地肥胖，取決於胰臟的運作機能，因此，肥胖與糖尿病其實是一體兩面的。

東方人及西方人的胰島素生產狀況差異

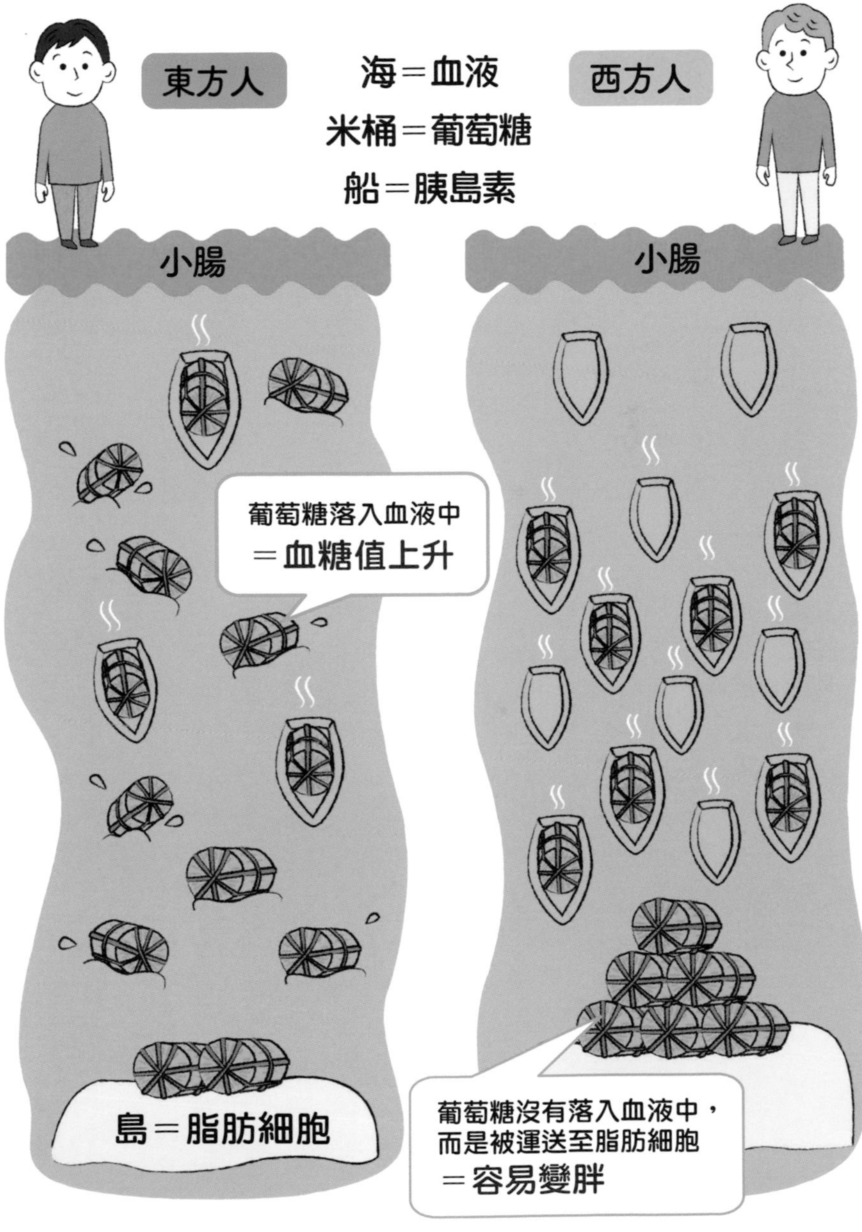

10 發展成糖尿病的人體重幾乎都會增加

儘管只有幾公斤，卻是致病關鍵。微胖也有可能得糖尿病

內臟脂肪增加與胰島素的作用

除了免疫功能異常的第一型糖尿病及胰臟癌等胰島素分泌不足這種原因特殊的糖尿病之外，大部分的糖尿病患者體重都會增加。聽到這番話，可能也會有人說「我明明不胖還是得糖尿病了呀」。不過和二十歲的時候相比，體重難道都沒有增加幾公斤嗎？如果增加的那幾公斤是肌肉就沒什麼問題，但如果是內臟脂肪，就是大問題了。

胰島素是唯一一種可以讓餐後血糖值下降到正常範圍的荷爾蒙。當內臟脂肪囤積過剩時，脂肪中釋放出脂肪細胞素會有分泌異常的現象，為了使血糖值下降，就需要過量的胰島素。胰臟的運作機能會因此變差，血液中會增加許多品質不佳的胰島素（這狀況稱為「胰島素阻抗」），進而引發各式各樣的生活習慣病。當身體有胰島素阻抗的狀況時，不管體內增加多少胰島素，血糖值都不會下降。這就是為什麼明明不太胖，卻還是罹患糖尿病的原因。

最近，這種微胖的糖尿病患者有越來越多的趨勢。在我受理的糖尿病患者之中，有許多人只是稍微降了一些體重，就不需要再吃糖尿病藥物或是注射胰島素。儘管只是幾公斤而已，卻是關鍵的幾公斤。對於因內臟脂肪增加而導致的體重增加，請務必特別留意。還有，若是患有生活習慣病的人，即使不胖也建議進行腹部電腦斷層掃瞄，檢測內臟脂肪指數。

內臟脂肪的健康問題

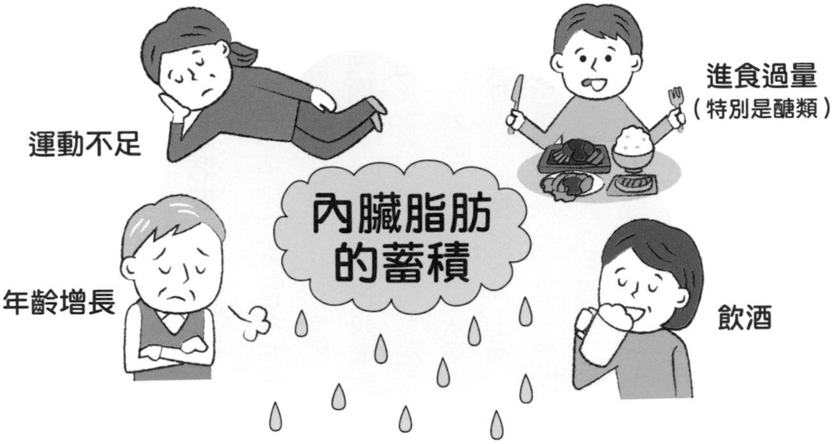
運動不足
進食過量
（特別是醣類）
內臟脂肪
的蓄積
年齡增長
飲酒

內臟脂肪在體內囤積，會引發各式各樣的症狀

高血壓

胰島素分泌過剩會刺激交感神經，導致血壓上升。

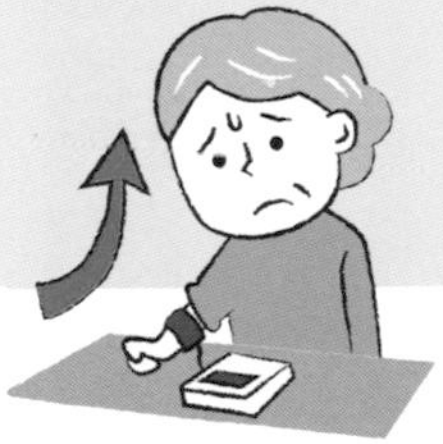

動脈硬化

引發脂肪細胞素這種物質的異常分泌，進而促使動脈硬化，形成腦中風及心肌梗塞等原因。

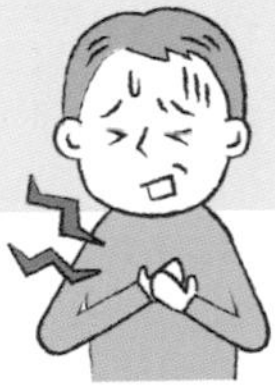

糖尿病

胰島素功能低落，血糖值上升，糖尿病風險提高。

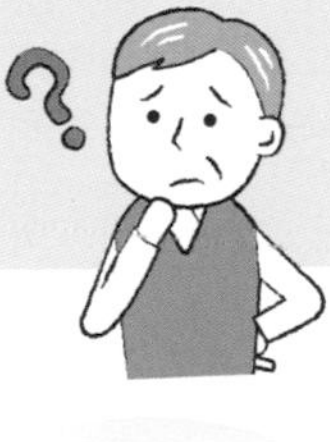

高血脂症

內臟脂肪量增加時，內臟脂肪的合成和代謝速度也會變得旺盛，導致血液中的中性脂肪增加，好膽固醇（HDL，高密度膽固醇）反而減少。

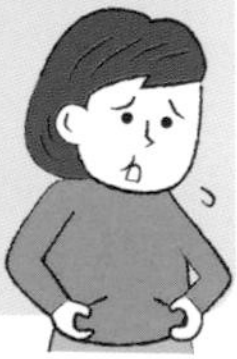

癌症

高胰島素血症會提升異常細胞的蛋白質合成能力，容易引發癌症。

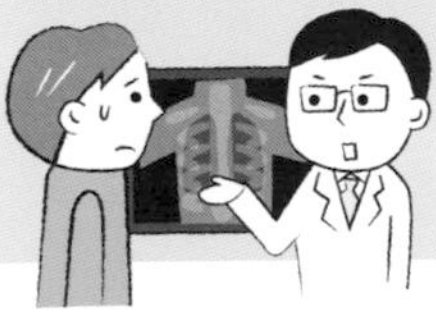

即使內臟脂肪面積在$100cm^2$以下，若急速增加也是非常危險的！

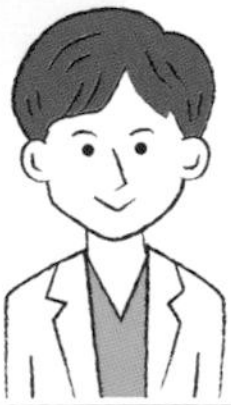

11 糖化血色素是血糖值的學期評量表

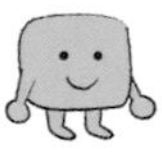

一到兩個月的血糖平均值

關於空腹血糖值及糖化血色素（HbA1c）

糖尿病的代表性診斷標準有血糖值及糖化血色素。

血糖值指的是血液中的葡萄糖濃度，不過因為容易受到最近一餐的飲食影響，數值變化太大，對於醫師而言，在糖尿病治療效果方面並非十分重要的參考依據。不過，血糖值仍然是個重要的健康量尺。尤其是糖尿病初期，空腹血糖通常還算正常，但餐後血糖常常較高，建議使用血糖機進行血糖值檢測，以利糖尿病的早期發現（↓P138）。

糖化血色素指的是血液中的血紅素與葡萄糖結合而成的物質，可以透過這項數值了解過去一到兩個月的血糖狀態。糖化血色素是糖尿病的判斷標準之一，如左頁表格的標示，數值在6．0％以上的人就有罹患糖尿病的可能性。

血糖值會受到最近一餐影響，變化幅度較大，像是小學生的日常小考。另一方面，糖化血色素則是能反映出過去一到兩個月的血糖平均值，並不是檢查的幾天前稍微注意飲食就能讓檢查結果看起來比較好的數值，比較像小學的學期評量。

大家比較重視小朋友的日常小考，還是學期評量結果呢？相信一定是學期評量吧？醫生在診斷糖尿病時，比起血糖值，糖化血色素的數值更加關鍵。

血糖值與糖化血色素的差異

血糖值

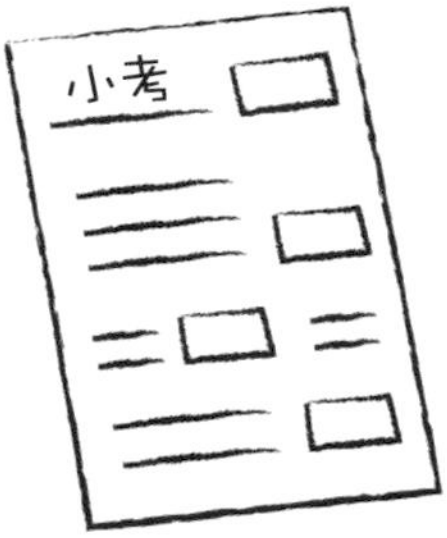

血糖值就像小考，容易受到最近一餐的影響，變化幅度較大。

糖化血色素

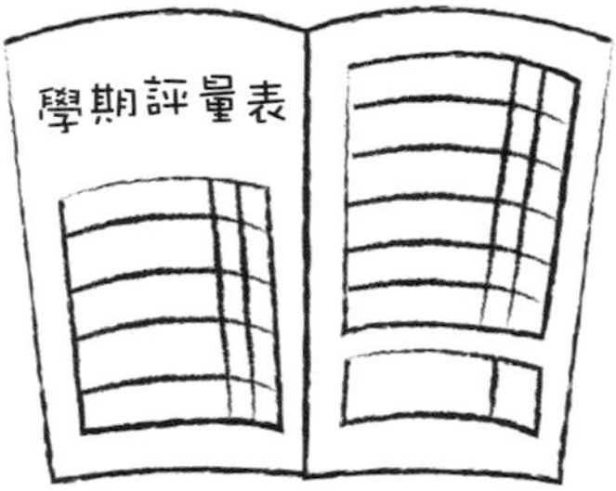

像是過去1～2個月的血糖成績單。因為不可能透過臨時抱佛腳就改善數值結果，所以醫生會比較重視。

糖化血色素的標準值

正常	須注意	有糖尿病的可能	糖尿病高危險群
未滿5.6%	5.6～5.9%	6.0～6.4%	6.5%以上

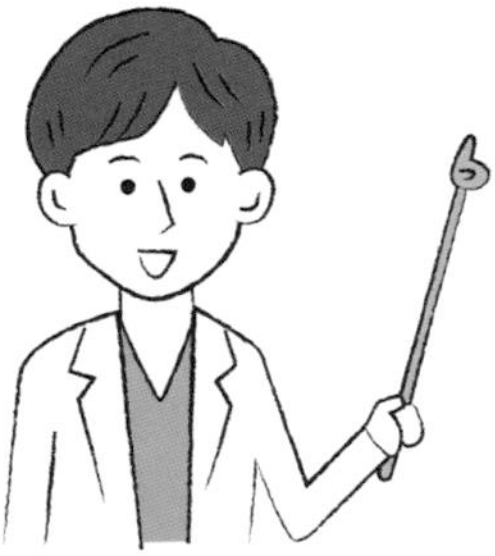

不過，為了糖尿病的早期發現，還是要時時關心自己的血糖值哦！

空腹血糖值　100 mg/dL以下為正常
餐後1小時的血糖值　180 mg/dL以下為正常
餐後2小時的血糖值　140 mg/dL以下為正常

若超過標準值，就有可能是糖尿病。
請至醫療機構就醫檢查。

12 能讓血糖值上升的只有醣類

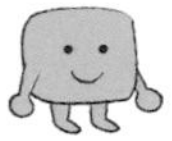

保持對更新醫療資訊的敏銳度

醣類幾乎百分百會迅速轉化成血糖

一九九七年時，美國的糖尿病學會指出「100%醣類，50%蛋白質，未滿10%的脂質會轉化為血糖」。但是，在二〇〇四年，上述內容已被刪除、變更為「攝取飲食後，能直接轉換為血糖的只有三大營養素裡的醣類」，這條資訊也被發送至全世界了。具體來說，內容改為「醣類能被快速吸收，幾乎百分百會轉化為血糖，並在兩小時內完成吸收過程。此外蛋白質、脂質在攝取後，並不會直接對血糖造成影響」。透過飲食療法大幅地改變了我們一直以來的認知，筆者認為這是個非常有勇氣的宣言。

醫療知識日新月異，不過醫界全體都知道，還是有很多頑固的醫療從業人員不願意接受新的觀念。在醫界，今日的事實明天就會成為謊言；今日的謊言，明日也有可能成為事實。因此，筆者認為身為醫療服務的接受者，也要對醫療情報維持敏銳度。

筆者認為生活習慣病中最棘手的就是會發生嚴重併發症的糖尿病。多數糖尿病患者都沒有自覺症狀，等到去醫院接受診斷時，病情也已經進展到一定程度了。一旦病情持續發展，就有可能進展到失明、需要血液透析（洗腎）、切除足部等，會對日常生活造成極大障礙的狀態。造成糖尿病的原因是慢性且持續性的高血糖。在糖尿病的預防及治療的路上有件事務必要做到，就是減少攝取醣類這種唯一能使血糖值上升的營養素。

為什麼血糖值上升不好呢？

〔究竟什麼是高血糖?〕

醣類被攝入體內後，就會被分解成為葡萄糖。高血糖就是血液中的葡萄糖處於高濃度的狀態，一旦維持在這種狀態，胰島素便無法正常分泌，引起功能異常的狀況。

糖尿病患

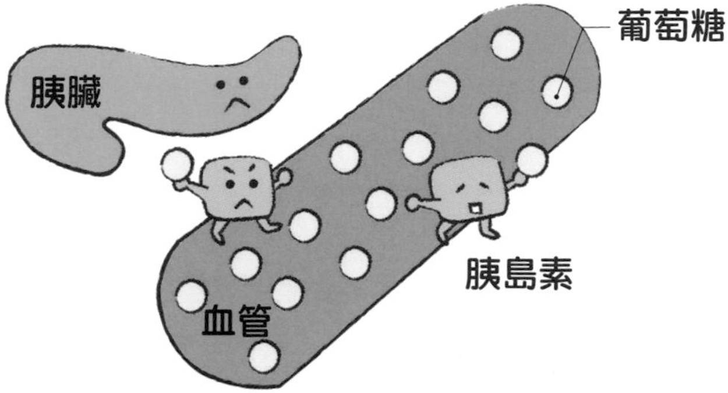

慢性高血糖

↓

恐怖的三大糖尿病併發症

◉糖尿病神經病變

佈滿全身的神經因為高血糖而產生病變，有可能需要切除足部。

◉糖尿病視網膜病變

因為高血糖導致視網膜血管損傷，最壞的情況可能導致失明。

◉糖尿病腎病變

腎臟功能極度低落且危及生命，甚至需要進行血液透析。

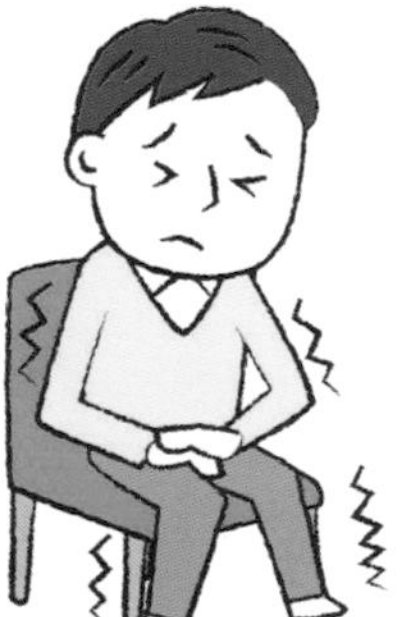

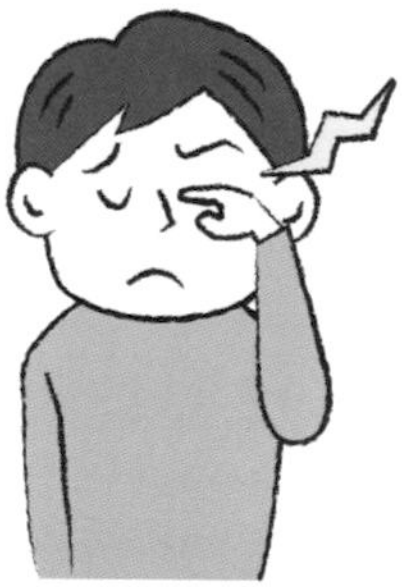

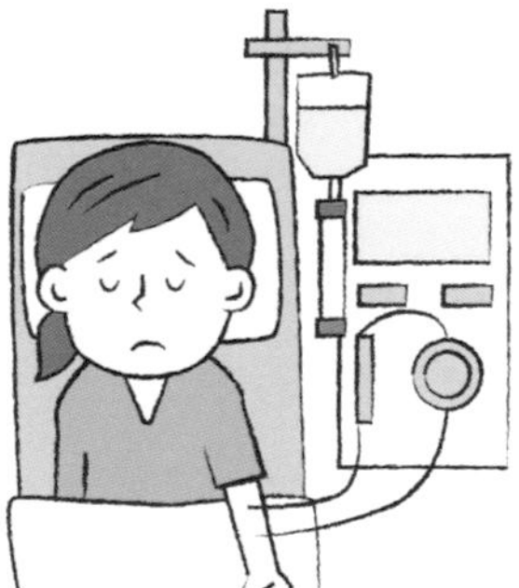

13 軟性飲料的醣類可能造成生命危險!?

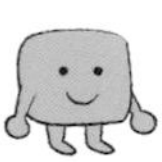

常喝飲料是危險的！

可能造成能量不足、脫水，甚至昏迷

各位知道「寶特瓶症候群」這個名詞嗎？這是因持續大量飲用含醣軟性飲料所產生的疾病。軟性飲料大多含有大量的醣類，一次攝取大量會造成血糖值急遽上升。

血糖值上升後，為了稀釋血液中的糖，身體會透過尿液將糖排出，因此尿量會增加，進而造成身體的脫水狀態，在這樣的狀態下繼續飲用含醣飲料會陷入惡性循環。反覆的高血糖狀態讓胰島素作用極度低落，對身體產生負面影響。

胰島素沒有進行作用的話，就沒辦法利用醣類產生能量，接著，身體就會分解脂肪來製造生酮體，藉此產生能量。但是，一直以來都是透過醣類產生能量，也就是依靠高辛烷質汽油（醣類）維生的人，突然轉換為生酮體這種低辛烷值汽油（脂質），身體會無法立即反應。

最後的結果就是，醣類和生酮體都無法正常運作，導致身體無法獲得充足的能量，高血糖也會更加惡化。生酮體激增也會讓血液偏酸性（糖尿病酮酸中毒），可能造成多尿、嘔吐等症狀。高血糖則會使人嚴重脫水，最壞的狀況甚至會陷入昏迷，有死亡的可能。

平常不經意喝下的含糖軟性飲料就潛藏著這種危險。建議大家還是戒掉喝飲料的習慣吧。

寶特瓶飲料的含醣量大約是多少呢？

以下是將1瓶500ml的寶特瓶中的砂糖含量換算成方糖數量的結果…（方糖1顆=4g）

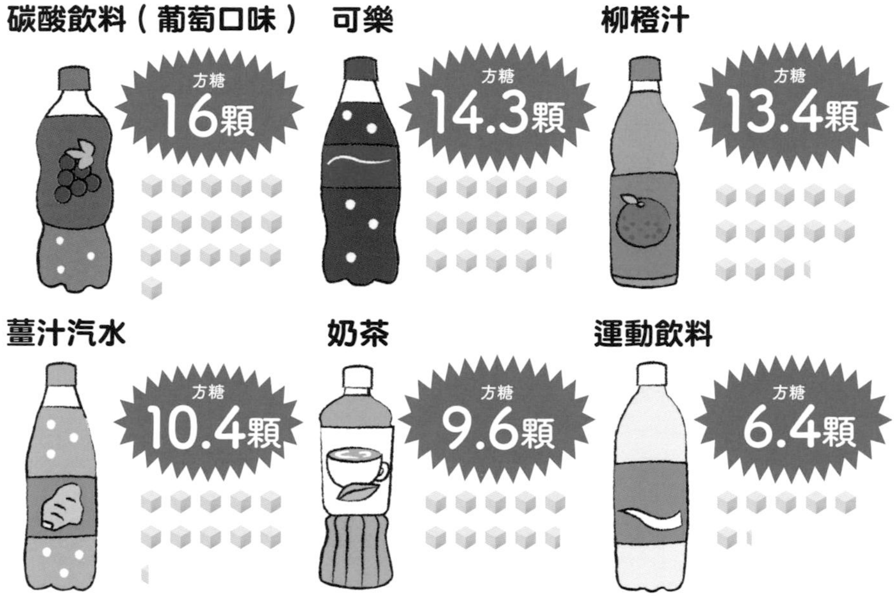

你有沒有寶特瓶症候群呢？

大量引用含糖軟性飲料會使血糖上升，造成胰臟疲乏，胰島素功能低落。接著，血液中就會充滿葡萄糖，使血糖維持上升的狀態。另一方面，胰島素失去作用時，身體就無法代謝醣類作為能量使用，反而開始分解脂肪。分解脂肪時會產生「生酮體」這種酸性物質。血液中生酮數量激增會使血液偏酸性，形成「糖尿病酮酸中毒」的狀態。

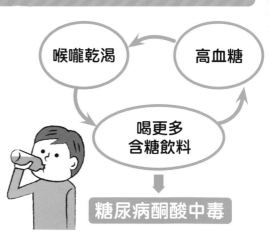

14 必須知道的膽固醇相關知識

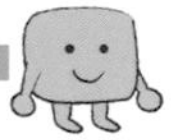

三十七兆個細胞的細胞膜成分

LDL及HDL的平衡及數量很重要

膽固醇是構成我們人體三十七兆個細胞的細胞膜重要成分。每天必須的膽固醇量為一到兩克，其中有七成可在肝臟等體內器官自行合成，剩餘的三成則由飲食中攝取。

當身體狀況正常時，具有將膽固醇控制在定量的運作機制，當飲食中攝取過多的膽固醇，就會減少體內的合成量。但是，吃太多炸物及零食，或是因減醣飲食而吃太多肉類、起司及奶油，還有年紀增加等因素，都會使控制膽固醇定量的機能低落，導致血液中的膽固醇增加。

血液中的膽固醇有低密度膽固醇（LDL，壞膽固醇）及高密度膽固醇（HDL，好膽固醇）兩種，高比例的低密度膽固醇，或低比例的高密度膽固醇都會造成動脈硬化。但是，最近的研究發現低密度膽固醇並非全然是不好的，只有其中一部分的低密度脂蛋白粒子因具有容易酸化的性質，所以比較容易與動脈硬化產生關連。

低密度膽固醇沒有被列入代謝症候群的診斷標準中，學會公布須注意的基準值也是眾說紛紜，各式各樣的討論仍在進行中。若非基礎疾病患者，其實可以不用對低密度膽固醇的數值太過敏感。但若數值持續維持在較高的狀態，須對攝取的脂質平衡程度進行改善（→P90），並使用降低低密度膽固醇的藥物。

LDL（壞膽固醇）與HDL（好膽固醇）的差異

〔膽固醇〕

脂質的一種，不只存在血液中，大腦、內臟、肌肉等全身都含有膽固醇。可以成為製造細胞膜及荷爾蒙的材料。

HDL高密度膽固醇（好膽固醇）

回收過量的膽固醇，去除堆積在血管壁上的膽固醇並將其送回肝臟。

低密度脂蛋白粒子（壞膽固醇）

這種膽固醇數量過多會進入血管壁引起發炎反應，堆積更多的膽固醇。

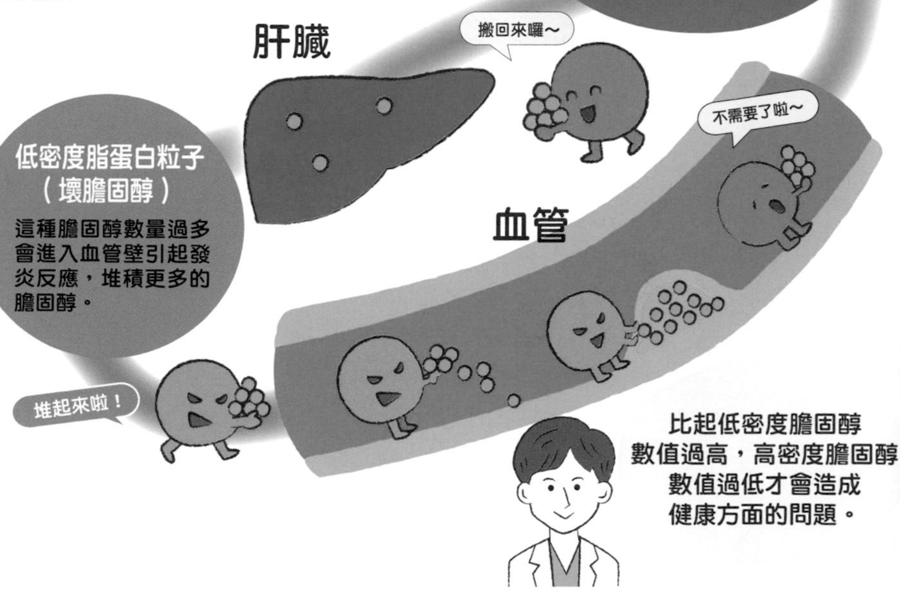

比起低密度膽固醇數值過高，高密度膽固醇數值過低才會造成健康方面的問題。

低密度脂蛋白粒子（壞膽固醇）增加的話……

膽固醇堆積
使血管變得狹窄

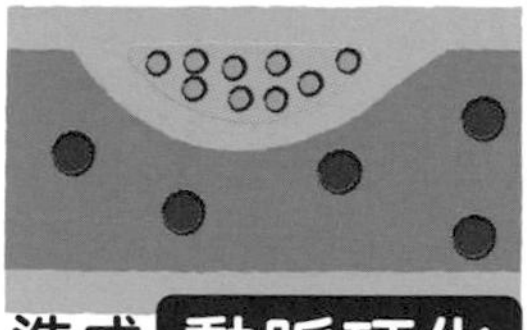

造成**動脈硬化**

瘤狀物破裂形成血栓

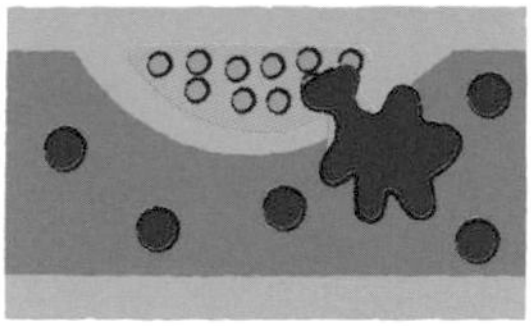

造成**腦中風**
及**心肌梗塞**
的原因

提高危及性命的風險

15 現代人攝取醣類的意義為何？

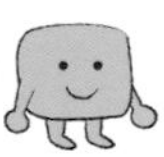

依肥胖程度及活動量判斷

對不胖且活動量大的人來說是必要的

現代人攝取醣類的意義是什麼呢？如同第一章所述，筆者認為醣類是種儲備糧食。現代人究竟需不需要醣類，其實因人而異，有些人是不需要的。

舉例來說，熱衷於社團活動的國中生及高中生，一天可能需要消耗四千甚至五千大卡。如此一來，單靠脂質及蛋白質補足熱量或許有點困難。藉由攝取醣類補充消耗熱量比較可行。鈴木一朗選手在引退之前，為了不讓體重減輕，都會攝取大量的醣類。其實，即使年齡增加，對於認真進行肌力訓練，沒有肥胖及糖尿病問題的人來說，醣類就是頗為高效的營養素。

進行肌力訓練時，具有即效性的醣類可以被當作能量來源運用，但是，當體內醣類不足時，身體就會進行糖質新生作用，開始分解儲藏在肝臟及肌肉中的肝醣，進而產生葡萄糖。在這樣的狀態下繼續肌力訓練，身體就會接著分解脂肪來產生糖分。但是不胖的人體脂肪較少，就會開始分解肌肉。如此一來，便陷入明明是要鍛鍊肌肉，身體卻開始分解肌肉的矛盾。像這樣的情況，就應該要攝取較多的醣類。

對於沒有肥胖及糖尿病問題，且運動量大，基礎代謝率高的人來說，脂質及蛋白質無法補足消耗熱量時，就可以用醣類來補充。

製造能量的方法

攝取醣類

①糖解作用

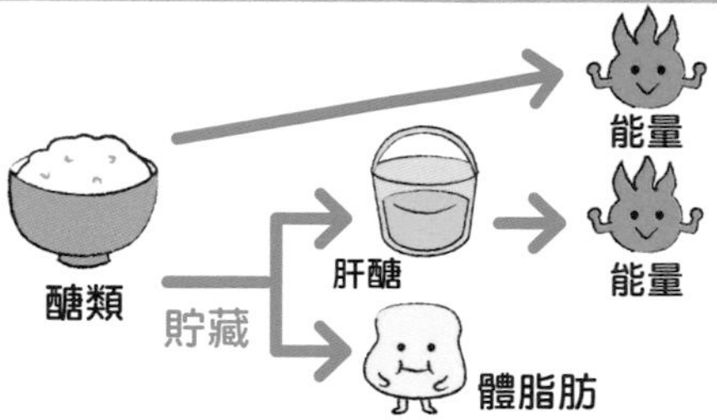

醣被分解成葡萄糖，可以直接轉化為能量，剩餘的則是以肝醣的形式儲備在肝臟及肌肉中，還有剩餘的話就會蓄積成為體脂肪。醣不夠用時，便能透過貯藏的肝醣產生醣能量（葡萄糖）。

不攝取醣類

②糖質新生

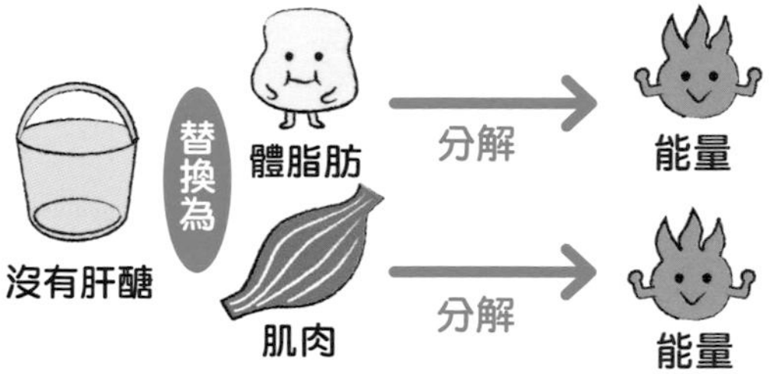

沒有攝取醣類，貯藏的肝醣也用盡時，身體就會分解體脂肪及肌肉來產生能量。

不攝取醣類

③酮體迴路

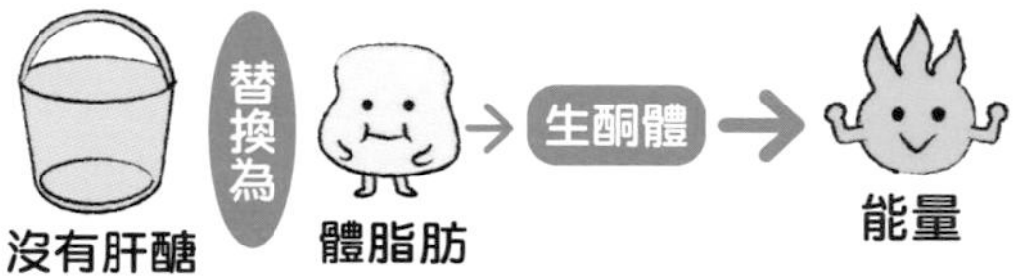

一旦體內完全沒有醣類，糖質新生製造的能量也達到極限時，身體就會分解體脂肪，用來製造作為能量使用的生酮體。

需要及不需要醣類的人

消耗熱量較多的人

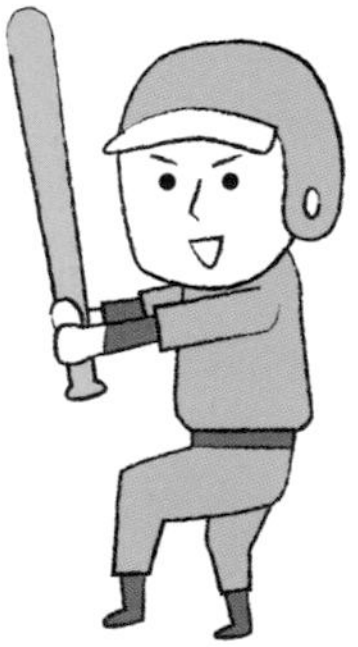

能夠最快轉化為能量，也能快速攝取的醣類是必要的。如果不攝取醣類，身體就會開始分解肌肉，對從事劇烈運動的人來說，醣類是最合適的能量來源。因為消耗的熱量非常多，所以攝取的醣類不會變成體脂肪堆積在體內。

消耗熱量較少的人

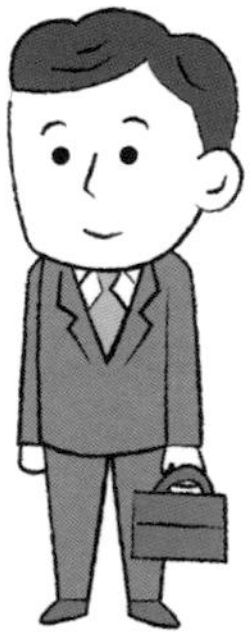

攝取過多醣類時，沒有使用到的部分就會堆積成為體脂肪，使人變胖。

16 不要依賴糖尿病藥物或減肥手術

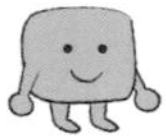

＼減醣才是真正的捷徑／

捨棄對症療法，修正過往的生活習慣

糖尿病毫無疑問是攝取過量的醣導致的。不過，在目前的日本，若因高血糖到醫院就診，多數人只會獲得低卡飲食指導，以及糖尿病口服藥和胰島素注射等處方。

現在透過糖尿病藥物的開發，能讓血糖值獲得一定程度的控制。但藥物治療終究只是對症療法，而且可能會有副作用。筆者認為進行減醣飲食，減少醣類攝取，防止血糖值上升，才是治療糖尿病的要點。事實上，筆者的患者之中，也有人在服用數種糖尿病藥物，或是注射胰島素，可是不少人進行減醣飲食後就不需要藥物了。

肥胖和糖尿病是一體兩面的，攝取過多的醣類也會造成肥胖。患者之中，有些人對於減醣飲食毫無興趣，只希望進行縮胃減重手術，但其實手術也沒辦法讓人輕鬆變瘦。許多人會由於無法適應突然縮小的胃，在數個月內反覆嘔吐，甚至有人因此持續不斷嘔吐，造成營養失調。這項手術也有腸阻塞等術後合併症的風險。

明明是因為生活習慣不好才得了糖尿病及肥胖，卻因想要快速解決而依賴藥物及手術，難道不覺得這是個錯誤的方向嗎？建議還是要先實行減醣飲食，真的還是無法解決時，再來考慮這樣的治療方式。

哪邊才比較重要呢？醣類？健康？

糖尿病

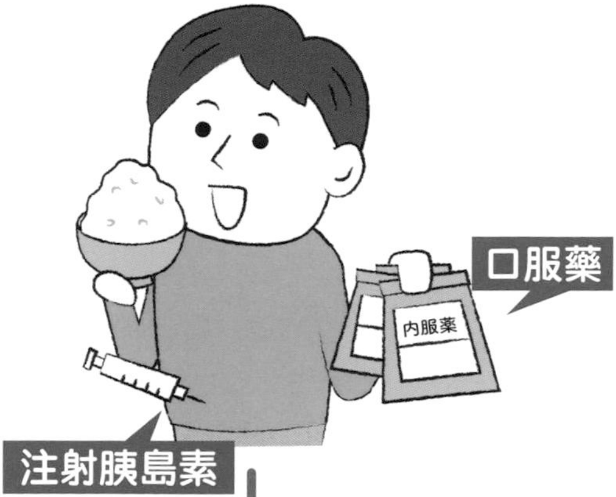

肥胖

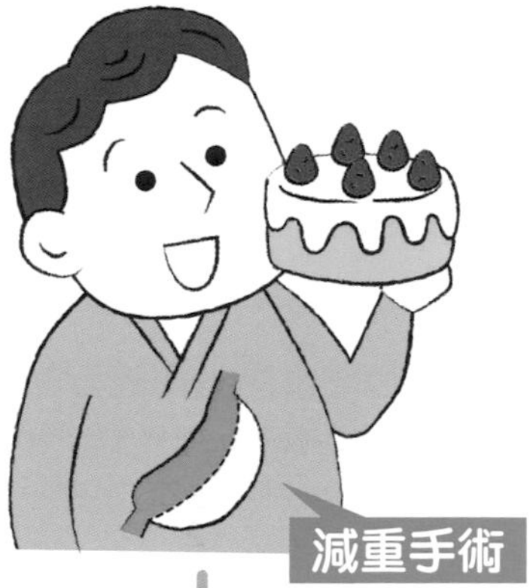

不管如何治療
只要沒有停止攝取過量的醣類就會……

↓ 無法擺脫糖尿病，一生都需要服用藥物及注射胰島素，用藥量也會逐漸增加。

↓ 減重手術只能暫時改善，後續還是會復胖。

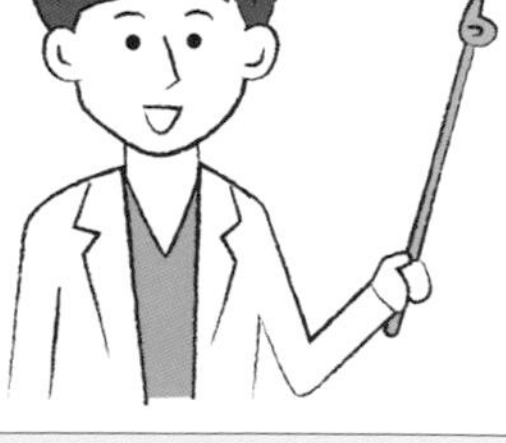

首先要修正飲食習慣，一起實踐減醣飲食吧！

PART2 理解度測驗

Q1 請選出下列肥胖程度相關說明何者正確。

A BMI 是比體重更有效的肥胖程度指標。
B BMI 的計算公式為 BMI＝體重（kg）÷ 身高（m）。
C BMI 25 以上即判定為肥胖。

Q2 攝取過量醣類會發生什麼事？請排列出正確的運作順序。

A 胰臟分泌出大量的胰島素。
B 攝取大量醣類會使大量葡萄糖混入血液中。
C 蓄積成為脂肪，使人變胖。
D 胰島素會將無法全部運送至肌肉及肝臟的葡萄糖運送至脂肪。

Q3 請選出何者不是因肥胖而造成的身體狀況及變化。

A 提升癌症發生風險　**B** 肌膚暗沉、鬆弛，且皺紋增加
C 提升骨折風險　**D** 容易罹患失智症　**E** 長壽

Q4 關於肥胖與糖尿病之間的關係，下列敘述何者正確。

A 容易增加胰島素的人，雖然不容易罹患糖尿病，但是容易變胖。
B 不容易增加胰島素的人，雖然不容易變胖，但是容易罹患糖尿病。
C 關於胰島素的運作機能，有西方人較強，東方人較弱的傾向。

Q5 請選出哪些血糖值相關說明是錯誤的。

A 空腹血糖值在 100mg/dL 以下，餐後 2 小時的血糖值在 140mg/dL 以下是正常的。
B 糖化血色素是過去 1 ～ 2 週內的血糖狀態指標。
C 在糖尿病初期，即使空腹血糖值正常，卻常見餐後高血糖的情況。

Q6 糖尿病會引發的三大併發症是為何？

Q7 關於膽固醇，下列敘述何者正確？

A LDL 低密度膽固醇又稱作好膽固醇。
B HDL 高密度膽固醇又稱作壞膽固醇。
C 最近研究發現低密度脂蛋白粒子是造成動脈硬化的原因。
D 低密度膽固醇及高密度膽固醇的平衡與數量是很重要的。

解答在第 147 頁

PART 3

減醣飲食

一定會瘦的減醣飲食法！

減醣飲食－1

設定目標體重

＼KeyPoint／

- ☑將「想要變瘦！」具體量化出目標體重（長期目標）
- ☑同時設定「1個月減重2kg」之類的短期目標
- ☑不復胖的祕訣就是維持高標準

長期目標參考 對照表

以BMI值 22～25為目標

BMI＝體重（kg）÷身高（m）÷身高（m）

身高	BMI 22	BMI 25
180cm	71.2kg	81.0kg
175cm	67.3kg	76.5kg
170cm	63.5kg	72.2kg
165cm	59.8kg	68.0kg
160cm	56.3kg	64.0kg
155cm	52.8kg	60.0kg
150cm	49.5kg	56.2kg

日本肥胖學會為BMI 22制定的合適體重（標準體重）。設定無法達成的目標會使計畫無法持續，可以先將目標設定在標準體重與未滿 BMI 25之間。

沒有目標的人是不會成功的！

想要開始減重，最重要的就是設定目標。各位讀者若有小孩的話，是不是會讓小孩立定志向呢？舉例來說，若「想要成為老師」（長期目標），就會給予類似「以現在的成績來說應該沒辦法，平時小考分數要高一點才行！」（短期目標）這樣的建議。

體重也是如此。肥胖患者在減重方面，務必要設定目標。漫無目的或是空有想變瘦的心情，老實說很難成功減重。設定階段系的小目標，朝著最終目標邁進吧！

就像孩子們的教育一樣，想要減重成功的話，必須先設定一個「最終目標為60kg」的長期目標，再設定「一個月瘦2kg」這種比較容易達成的短期目標。此外，持續維持高標準，繼續進行減醣飲食計畫，就是維持健康體重，絕對不復胖的祕訣。

只要方法正確就一定能看見成果！

實行減醣飲食的體重變化

下表為患者實踐減醣飲食法之後的體重變化。

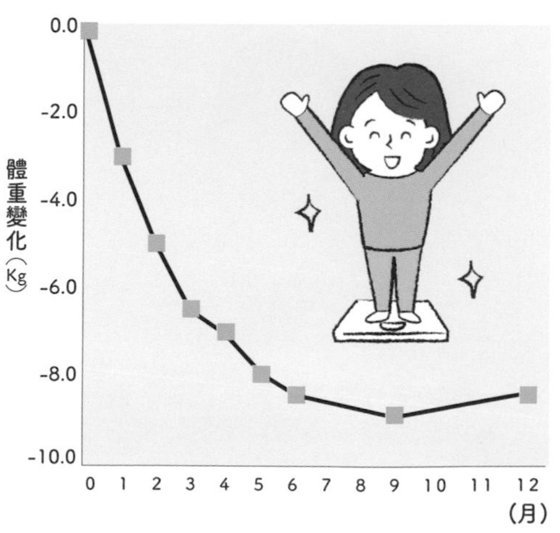

1個月後 約減3kg

2個月後 約減5kg

6個月後 約減8.5kg

1年後 約減8.5kg！

只要能持續下去，
100%能看見成果！
沒有復胖的人，
可以以20歲的
體重為目標！

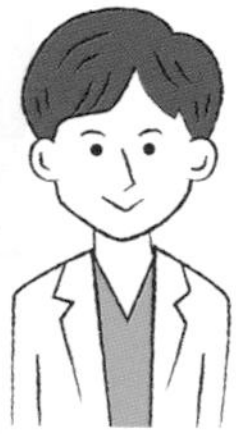

減醣飲食 - 2

減醣飲食 基本中的基本

\ KeyPoint /

☑ 首先從戒掉點心的醣類，以及去除晚餐的主食開始

☑ 忍不住想吃點心的話，可以替換成起司及堅果

☑ 確實地將配菜吃完

實行減醣飲食的第一步

只要戒掉這個！

點心時間的醣類

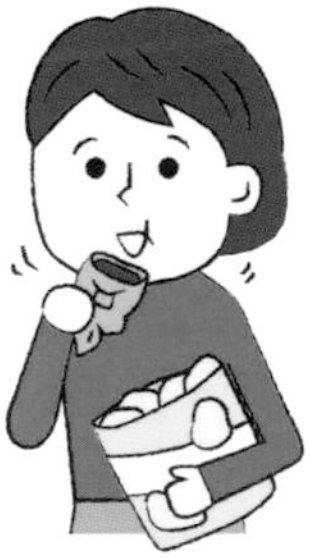

點心時間或嘴饞的時候，很容易會想吃一些含醣的零食或水果，首先就從戒掉這個習慣開始。只要戒掉這個習慣，就能減掉不少醣類。

只要戒掉這個！

晚餐的主食

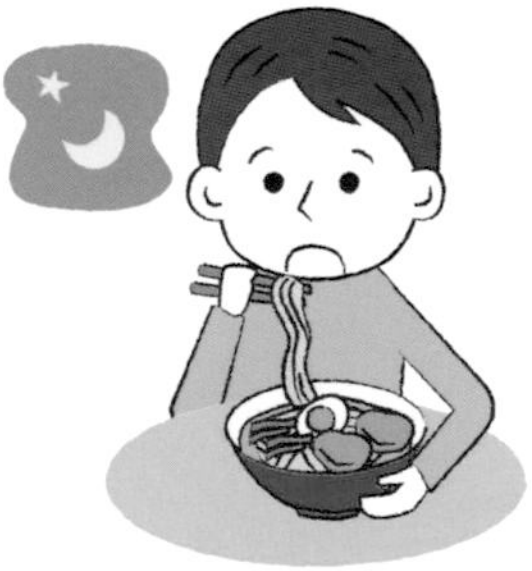

一開始先戒掉宵夜吧。接著，晚餐也盡量減少攝取含醣量較高的主食如飯、麵等。

開始實行減醣飲食的方法

減醣飲食能有效改善肥胖及糖尿病的狀況。建議先從戒掉點心時間攝取醣類的習慣，以及去除晚餐的主食開始著手。如果戒掉點心有困難的話，可以嘗試用起司及堅果類替代。

另外要注意的是早、中、晚三餐的配菜都要確實吃完，避免熱量不足。只要以豐富的蔬菜搭配魚、肉、黃豆類製品、海藻等食材，就不需要特別計算卡路里。但是含有較多醣類的南瓜、胡蘿蔔、蓮藕等根莖類蔬菜、薯類等只能少量攝取。水果及牛奶等食物因為含醣量高，也要盡量避免。

對於醣上癮的人來說，突然進行嚴格的醣類限制，以脂肪代替熱量來源，會很難順利進行，甚至可能因為熱量不足使身體出現不適症狀。循序漸進地開始減醣，才是長期維持的祕訣。單就點心及晚餐的主食開始減量，就能感覺到一定程度的效果。

首要實行的3個重點

①早、中、晚三餐的配菜都要確實吃完

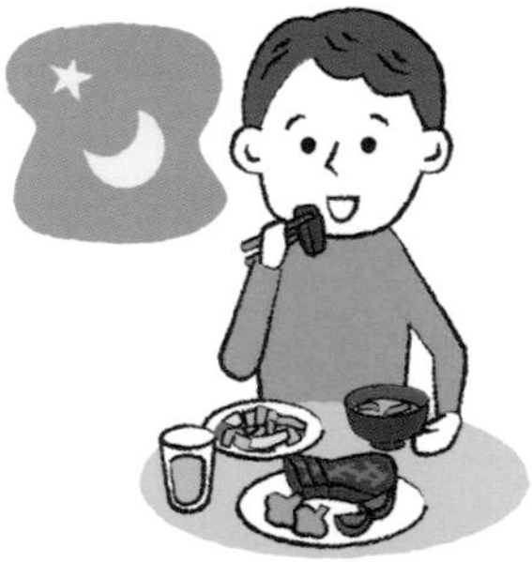

去除熱量來源中較容易更換的醣類（碳水化合物），取而代之的是充分且均衡地攝取魚、肉及蔬菜等配菜。

②減少含醣量高的蔬菜

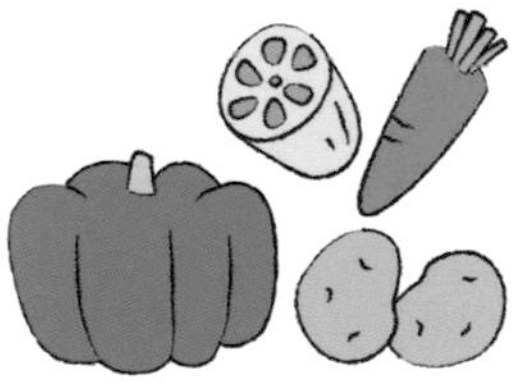

經常使用在配菜中的南瓜、胡蘿蔔、蓮藕等根莖類蔬菜及馬鈴薯等，因為含醣量較高，要盡量避免。

③減少水果及牛奶的攝取

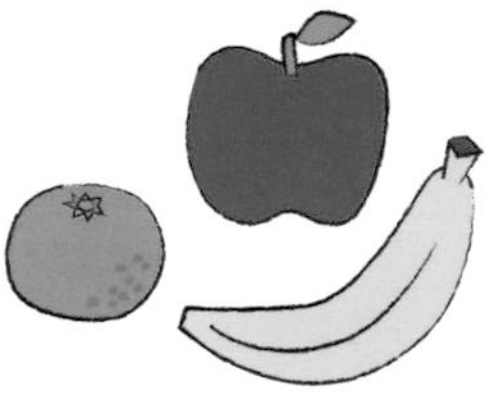

大家經常攝取的水果及牛奶雖具營養價值，但是含醣量也較高。須避免不經意地攝取，盡量有意識地從飲食中減少。

減醣飲食 - 3

一天的醣類攝取量限制在120g以下

＼KeyPoint／

- ☑ 每天的醣類攝取量控制在120g以下
- ☑ 晚餐的醣類量盡量以0g為目標
- ☑ 主食攝取控制在1天1次，於午餐時進行

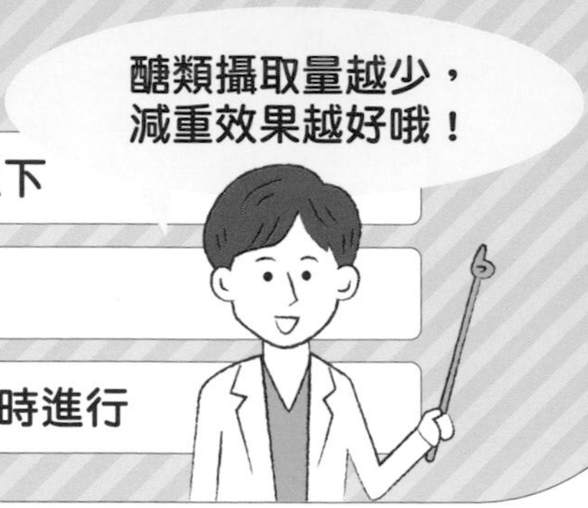

早餐

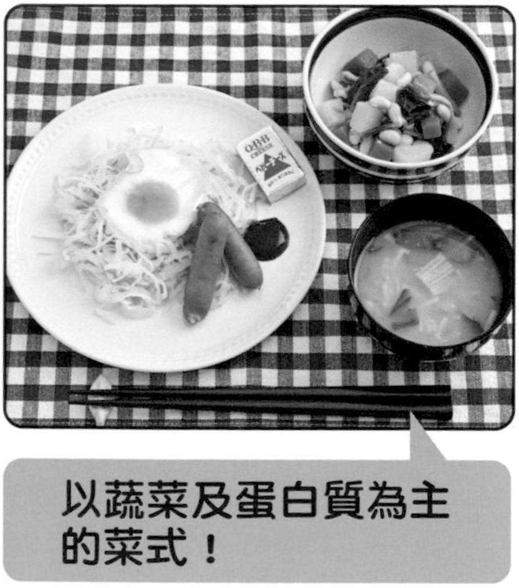

以蔬菜及蛋白質為主的菜式！

含醣量 10.3g ／ 372kcal

減醣飲食的餐點範例

減醣飲食的醣類比例占總攝取熱量的30%以下或更低，飲食的主體為蛋白質及脂質。

〔三大營養素的均衡比例〕

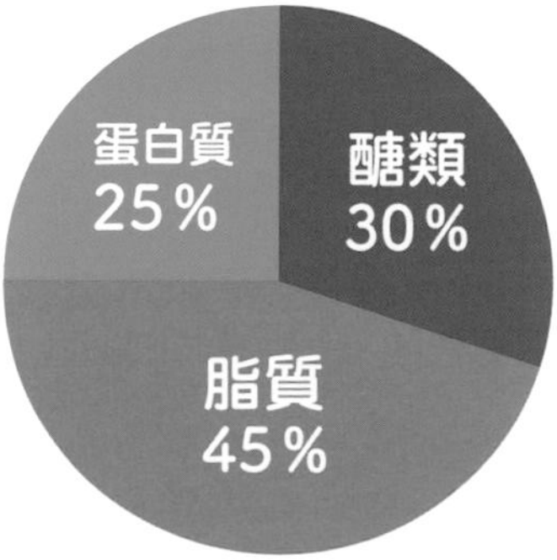

早、中、晚餐分別應攝取多少醣類呢？

成功戒掉點心和晚餐的主食之後，就能開始進行更嚴格的減醣飲食計畫了。

雖說要減醣，但是一天的醣類總量應該設定在幾克以下，目前並沒有明確的定義標準。二〇〇八年以色列進行的臨床實驗顯示：「一天醣類攝取量在120g以下」是有效果的，筆者推薦可以以此為標準。本院減重患者的平均醣類攝取量為410g，也就是說，要減少290g，相當於原攝取量的七成！不過，請各位看看下方的照片，分量上感覺並不少。

建議的120g並不是要均分在三餐內，晚餐的醣類攝取量盡量接近0g，減重效果會更好。這是因為，晚餐後的活動量會減少，沒有消耗完的醣類就會在睡眠中蓄積成為內臟脂肪。可以的話，請將主食限制在一天一次以下，攝取時間安排在午餐時。如果不覺得辛苦，三餐可以都不攝取主食是最好的。

午餐

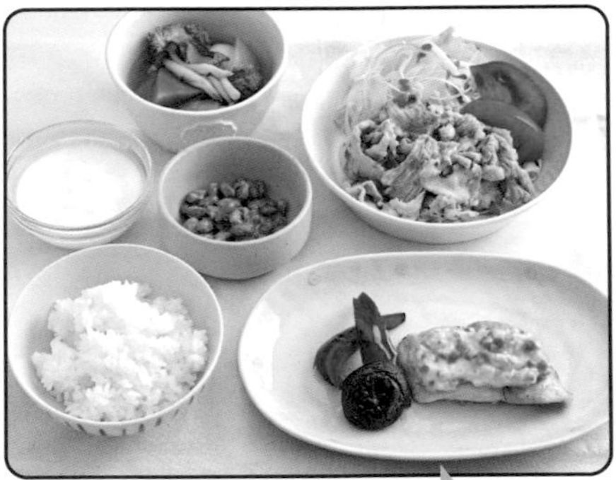

要攝取醣類（主食）的話就安排在午餐，白飯在100g以下！

含醣量 59.0g ／ 837kcal

※麵包在80g以下

晚餐

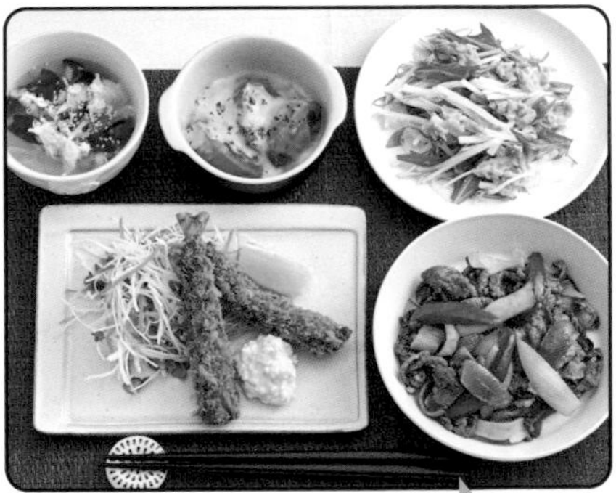

晚餐的含醣量要盡量趨近於0g！

含醣量 26.2g ／ 559kcal

減醣飲食 - 4

含醣量高＝肥胖食物

＼KeyPoint／

- ☑ 主食（飯、麵包、麵類等）含有大量醣類！
- ☑ 點心類當然也有許多醣！
- ☑ 水果及牛奶也意外含有許多醣！

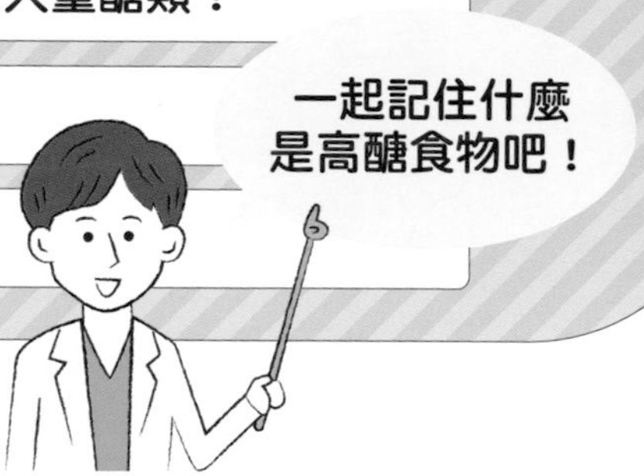

必須確認的高醣食品！

☆一餐中含醣量最高排行榜

主食

不只是白飯和麵包，麵線、烏龍麵、義大利麵等麵類也要留意。

第1名

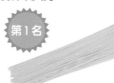

義大利麵（乾）100g
含醣量 70.2g／333kcal

第2名

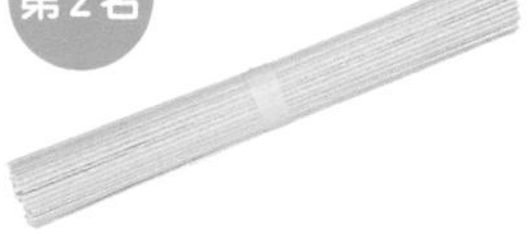

麵線（乾）100g
含醣量 69.5g／333kcal

第3名

烏龍麵（乾）100g
含醣量 67.7g／347kcal

第4名

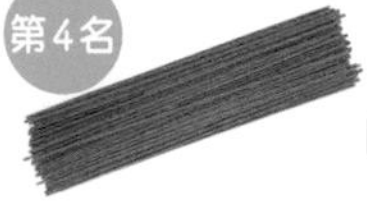

蕎麥麵（乾）100g
含醣量 63.0g／344kcal

第5名

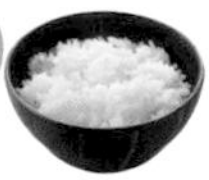

白米飯 150g
含醣量 53.4g／234kcal

第6名

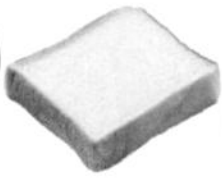

吐司（6片切）1片
含醣量 25.3g／149kcal

認識高醣食品

含醣量高的食品，就是容易使血糖值上升的食品。血糖值上升會促進肥胖荷爾蒙——胰島素分泌，活動量較低的人若無法完全消耗所攝取的醣類，就會變胖。

高醣食品有主食、薯類、黃豆以外的豆類、根莖類蔬菜、甜點類等。水果及乳製品、大阪燒、比薩等使用麵粉的食品、玉米片等食品、砂糖、味醂、咖哩塊等調味料中也含有許多醣類，需要特別注意。看完上列，大家應該就能了解日本人攝取的食物中到底含有多少醣類了吧。

相反地，含醣量低的食品因為不容易使血糖上升，所以不太會促進胰島素分泌，身體會以脂肪作為替代的能量來源，藉此消耗體脂肪，達到減重的效果。低醣類食品有海鮮類、肉類、葉菜等蔬菜、蛋及黃豆製品等。確實掌握食物的含醣量，就能避免攝取過多醣分。

☆100g分量的含醣量排行榜

薯類

薯類的含醣量非常高，製作配菜時以不使用為上策。

第1名

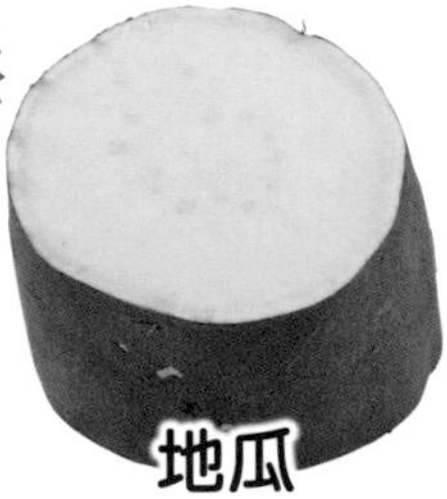

地瓜

含醣量 29.7g／127kcal

第2名

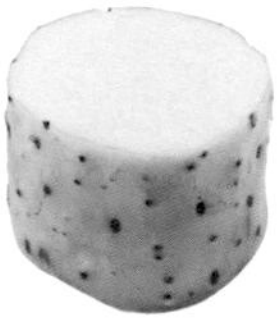

山藥

含醣量 12.9g／64kcal

第3名

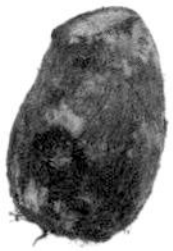

芋頭

含醣量 10.8g／53kcal

第4名

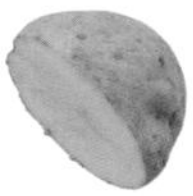

馬鈴薯

含醣量 8.4g／59kcal

以薯類為原料的**加工製品也要留意！**

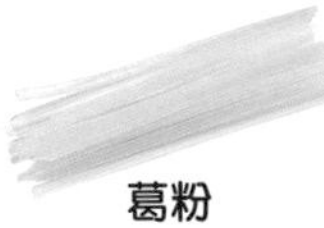

葛粉

含醣量 86.8g

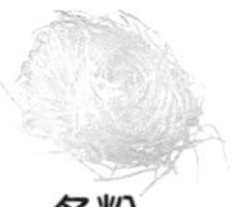

冬粉

含醣量 85.4g

乾燥 每100g含量

☆100g分量的含醣量排行榜

根莖類

要記住，南瓜及胡蘿蔔等帶有甜味的根莖類含有大量醣類。

第1名

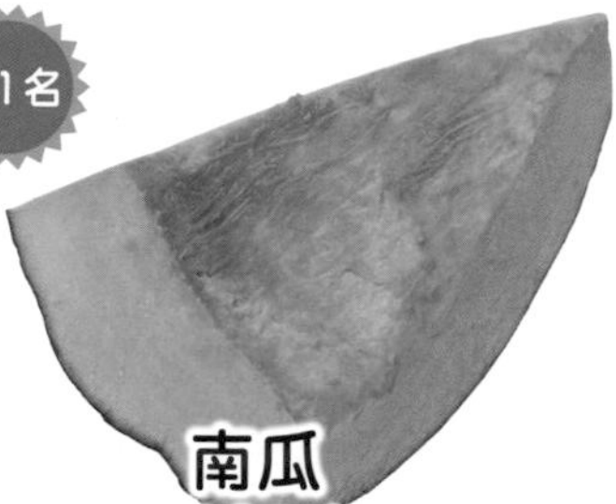

南瓜

含醣量 17.1g／78kcal

第2名

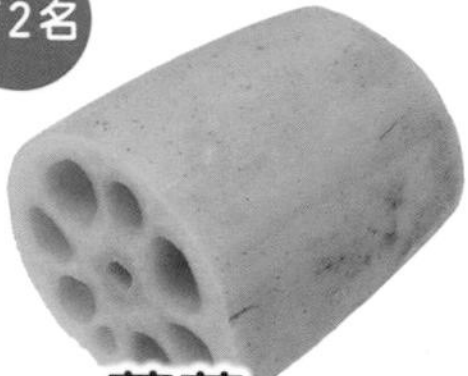

蓮藕

含醣量 13.5g／66kcal

第3名

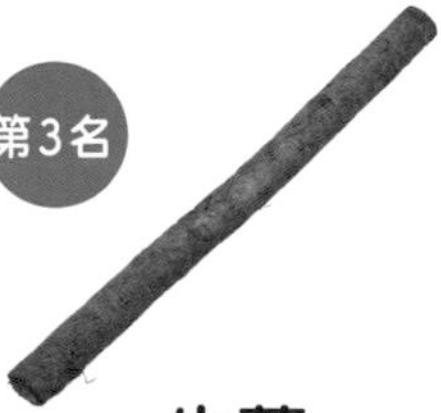

牛蒡

含醣量 9.7g／58kcal

第4名

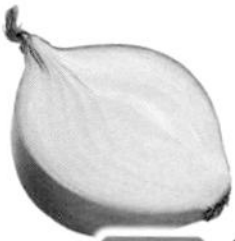

洋蔥

含醣量 6.9g／33kcal

第5名

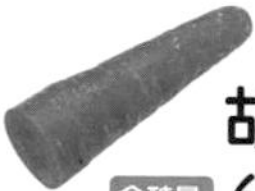

胡蘿蔔

含醣量 6.3g／30kcal

第6名

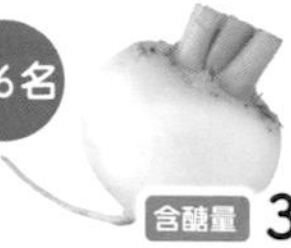

蕪菁

含醣量 3.4g／19kcal

第7名

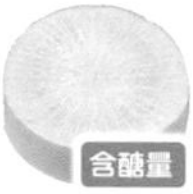

白蘿蔔

含醣量 2.8g／15kcal

麵粉類

☆一餐份的含醣量排行榜

以麵粉為原料的料理含有非常多的醣類，要盡量避免。

第1名

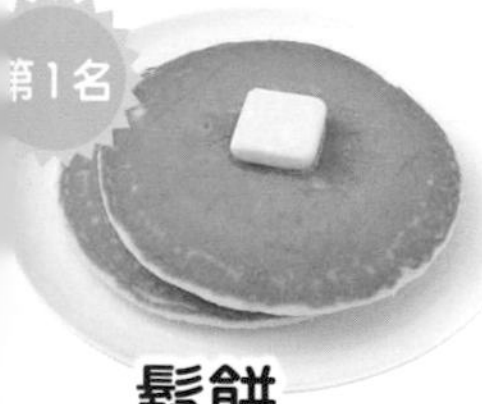

鬆餅

含醣量 44.2g／309kcal

第2名

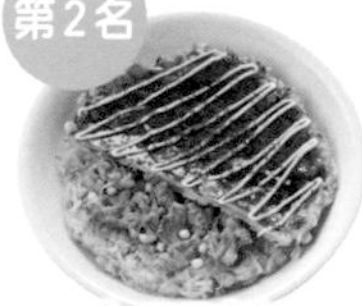

大阪燒

含醣量 41.5g／559kcal

第3名

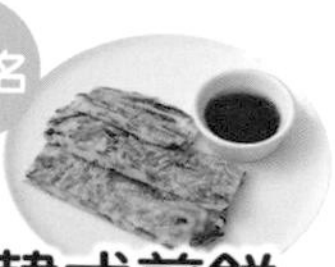

韓式煎餅

含醣量 38.0g／297kcal

第4名

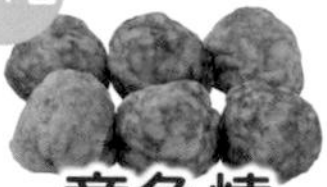

章魚燒

含醣量 22.6g／185kcal

豆類

☆100g分量的含醣量排行榜

豆類也含有許多醣類，加工煮成甜品的更要注意！

第1名

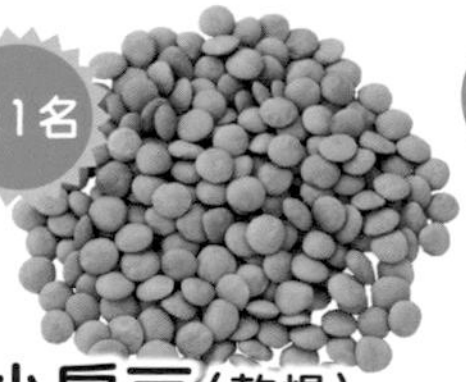

小扁豆(乾燥)

含醣量 43.7g／313kcal

第2名

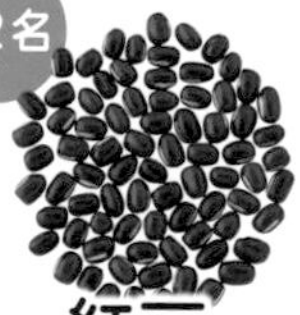

紅豆

含醣量 34.8g／304kcal

第3名

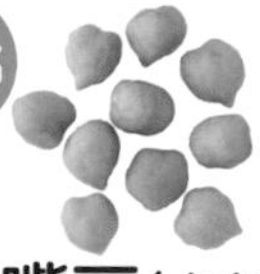

鷹嘴豆(水煮)

含醣量 15.8g／149kcal

第4名

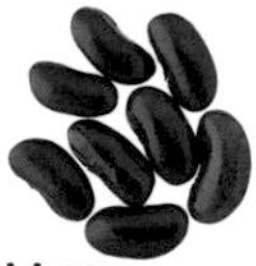

紅花豆(水煮)

含醣量 10.9g／127kcal

乳製品

☆一餐份的含醣量排行榜

含有許多乳糖，也是醣類的一種，要注意勿攝取過量。

第1名

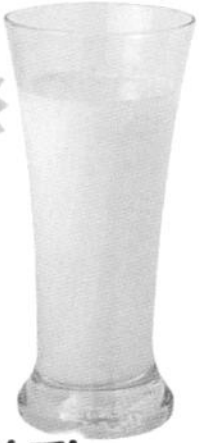

低脂鮮乳（200mℓ）
含醣量 11.6g／88kcal

第2名

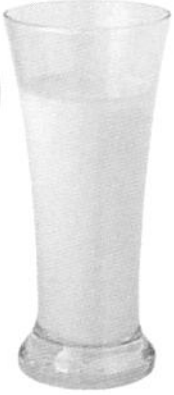

鮮乳（200mℓ）
含醣量 10.1g／128kcal

第3名

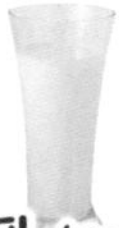

零脂鮮乳（200mℓ）
含醣量 10.1g／65kcal

第4名

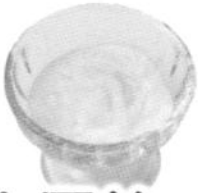

無糖優格（100g）
含醣量 4.9g／56kcal

水果

☆一餐份的含醣量排行榜

容易因營養價值高就多吃的水果，其實含有非常多的醣，要盡量避免。

第1名

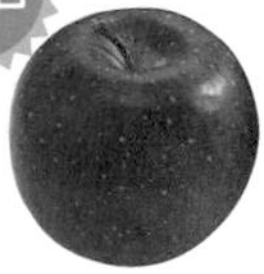

蘋果（1個）
含醣量 36g／53kcal

第2名

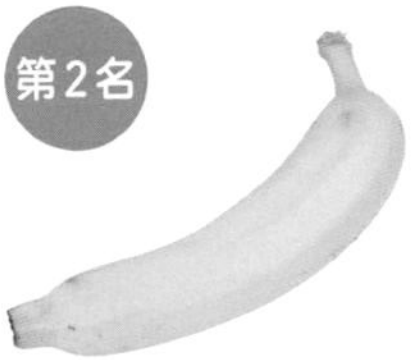

香蕉（1條）
含醣量 15.4g／93kca

第3名

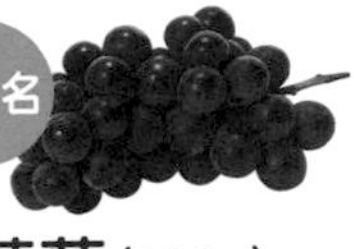

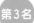

葡萄（100g）
含醣量 15.2g／58kcal

第4名

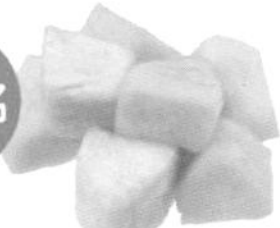

鳳梨（100g）
含醣量 12.5g／54kc

☆1餐份的含醣量排行榜

點心

除了使用大量砂糖製成的甜點之外，以米或薯類為原料製成的點心也暗藏大量的醣分。

第1名

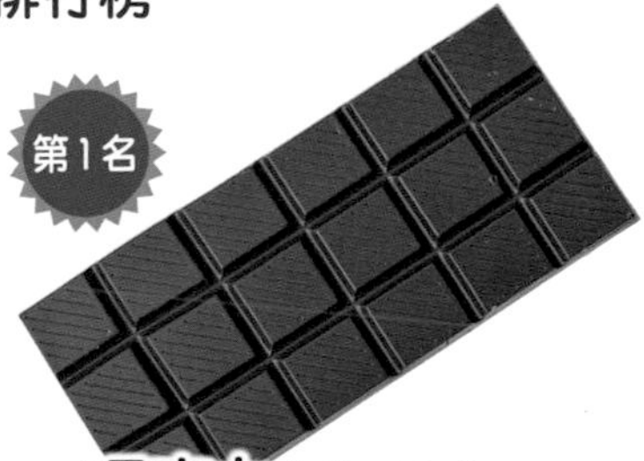

巧克力（1枚100g）
含醣量 51.9g／551kcal

第2名

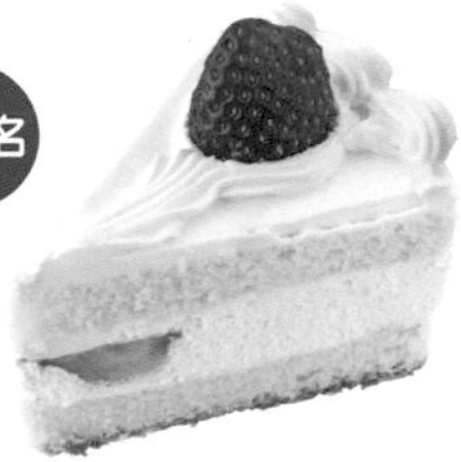

鮮奶油蛋糕（1片140g）
含醣量 51.5g／383kcal

第3名

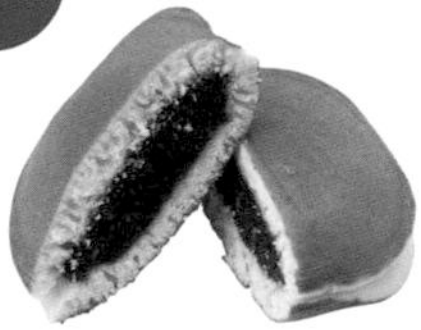

銅鑼燒（1個70g）
含醣量 39.2g／204kcal

第4名

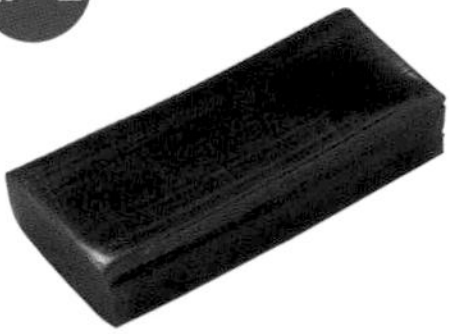

羊羹（1塊50g）
含醣量 33.4g／145kcal

第5名

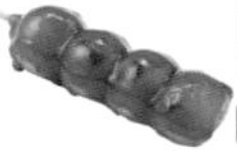

醬油團子（1串60g）
含醣量 26.7g／116kcal

第6名

醬油仙貝（1片20g）
含醣量 16.7g／74kcal

第7名

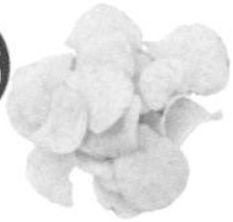

洋芋片（20g）
含醣量 10.1g／108kcal

減醣飲食 - 5

注意需攝取更多蛋白質！

＼KeyPoint／

- ☑ 透過蛋白質避免熱量攝取不足
- ☑ 肉類飲食法有其危險性！
- ☑ 均衡攝取魚、肉、蛋及黃豆製品

蛋白質建議攝取量其實意外地多

配合身體活動等級評估的每日需求量

男性70～150g　女性50～120g

依日本人飲食攝取標準2020版本計算

舉例來說，60g的蛋白質大約是多少

牛菲力（100g）　鮭魚切片（100g）　蛋1顆（60g）　納豆（50g）　嫩豆腐（100g）

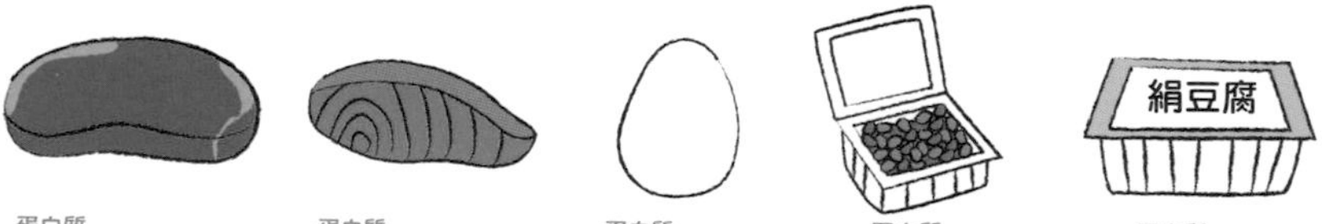

蛋白質 20.8g ＋ 蛋白質 22.3g ＋ 蛋白質 6.5g ＋ 蛋白質 8.3g ＋ 蛋白質 5.3g

＝合計 63.2g

蛋白質分量及均衡比例都很重要

蛋白質大多可透過海鮮類、肉類、蛋、黃豆製品中攝取，是用來製造肌肉、內臟、皮膚等身體器官的營養素。為了預防攝取熱量不足，或是增加肌肉量打造不易胖體質，都需要充分攝取蛋白質。此外，在分解蛋白質時身體也會消耗的熱量，蛋白質的攝食性產熱效應效率非常高，是種不易使人變胖的營養素。

最近，有種肉類飲食法蔚為風潮，宣稱只要限制醣類攝取量，就可以無限制的吃肉，這樣的飲食法被大眾視同減醣飲食，筆者卻不怎麼認同。根據美國的調查（以實行十年以上減醣飲食的人為對象），因為減少醣類攝取量，而以較多的動物性食品替代的族群，結果顯示其死亡率也跟著上升。另一方面，攝取較多植物性食品的族群死亡率則有下降的趨勢。只吃肉類若使體內的壞膽固醇增加過量，會提升心肌梗塞等風險。積極攝取海鮮及黃豆製品，是維持蛋白質均衡比例的祕訣。

均衡分配動物性及植物性蛋白質的比例

動物性蛋白質

- 存在於肉類、海鮮、蛋等食物中。
- 含有必需胺基酸，有助於修復肌肉、回復體力。
- 部分食物含有較多脂肪，容易使卡路里超量，要多注意。

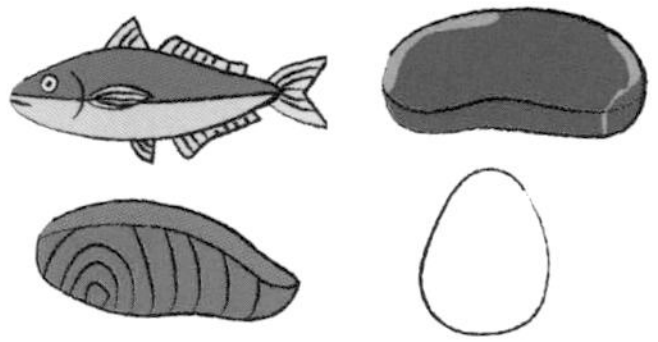

植物性蛋白質

- 存在於黃豆及黃豆製品等植物性食品中。
- 不含必需胺基酸。
- 是低脂、低卡的優質蛋白質。

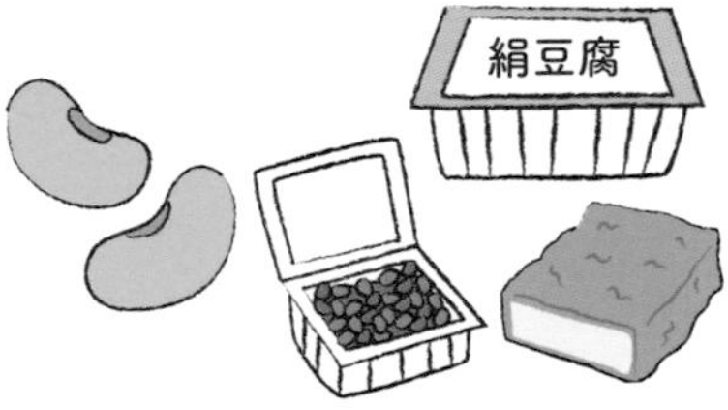

均衡攝取非常重要！

減醣飲食 - 6

適量攝取優質的脂質

KeyPoint

- ☑ 魚類及植物油的脂肪對身體有益
- ☑ 當心甜麵包及點心中的脂肪
- ☑ 不需要因對身體有益而特別增加攝取量

認識好油並適量攝取

脂質的組成成分為脂肪酸，並且可分為飽和脂肪酸及不飽和脂肪酸兩大類。飽和脂肪酸大多存在於肉類的脂肪、乳製品等動物性脂肪中，攝取過量會使壞膽固醇增加，須特別留意。

不飽和脂肪酸多存在於魚類及植物油中。其中的omega-3及omega-6是無法在人體內自行合成的必需脂肪酸，也是重要營養素。不過，現代人經常使用沙拉油，可以輕易地攝取到omega-6。攝取過多omega-6會形成過敏性疾病、心肌梗塞、腦中風等問題的原因，須特別注意。此外，應積極地攝取α－亞麻酸及DHA和EPA等omega-3脂肪酸。

另外，要小心別攝取過量的還有甜麵包及零食等含有的反式脂肪。反式脂肪是種人造脂肪，無法在體內被分解利用。且會傷害血管，提高心臟病的風險，應極力避免。

脂質的種類及須留意的脂質

脂質

飽和脂肪酸 △

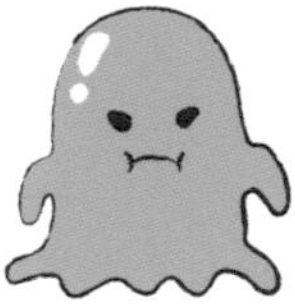

- 主要來自於動物性脂質中。
- 在常溫狀態下是固體，在體內為黏稠狀，攝取過量會使膽固醇增加。

不飽和脂肪酸（對身體有益）

- 主要來自於海鮮及植物油中。
- 在體內也是澄清流動狀，要特別注意對身體有益的油品種類。

單元不飽和脂肪酸

- 存在於橄欖油中的油酸，具有降低血液中壞膽固醇的效果，有助於預防動脈硬化。

Omega-9

油酸

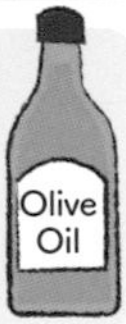

橄欖油

反式脂肪 ✕（對身體有害）

- 使血液中的壞膽固醇增加，具有減少好膽固醇的效果。
- 大量攝取會造成動脈硬化。

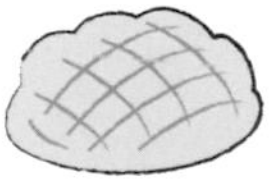

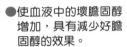

甜麵包

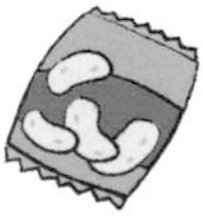

零食

多元不飽和脂肪酸

- 主要可分為omega-6及omega-3。
- 包括可預防過敏及癌症等病症的α-亞麻酸，以及能夠減少中性脂肪和壞膽固醇的DHA及EPA。

Omega-6

花生酸
亞油酸 等

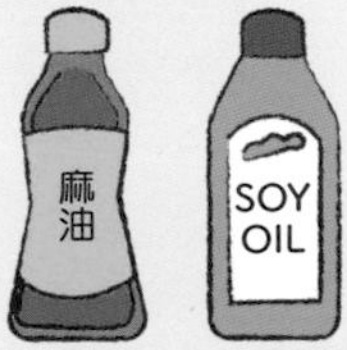

麻油　大豆油

Omega-3

α-亞麻酸

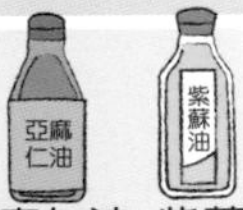

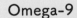

亞麻仁油　紫蘇油

DHA

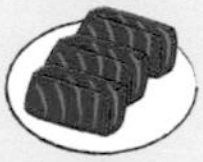

鮪魚

EPA

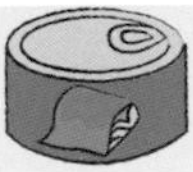

鯖魚

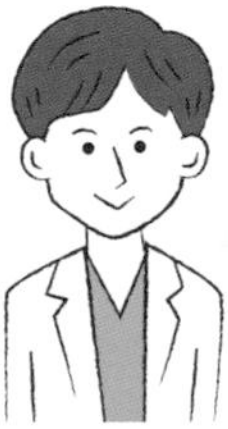

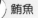

進行減醣飲食
卻瘦不下來，
可能需要修正脂質
攝取過量的問題！

減醣飲食 - 7

利用蔬菜、海藻、菇類的膳食纖維讓血糖值下降

\ KeyPoint /

☑ 水溶性膳食纖維可抑制餐後血糖值急速上升

☑ 非水溶性膳食纖維有助於改善排便狀況

☑ 先吃蔬菜可抑制餐後血糖值急遽上升

血糖值與膳食纖維之間的關係

膳食纖維是無法透過消化酵素消化之食物成分的總稱。可溶於水的則為水溶性，不溶於水的則被分類為非水溶性。

水溶性膳食纖維具有極高的保水力，可以緩和糖分吸收的速度，抑制餐後血糖快速上升。非水溶性膳食纖維會在腸道內膨脹，活化腸道功能，促進排便，進而防止糞便在腸道內久待，抑制有害物質的吸收。

此外，兩種膳食纖維都會經由大腸內的細菌進行發酵、分解，成為比菲德氏菌等腸內益菌的益生元，進而增加益菌，改善腸內環境。

各位有聽過先蔬（Veggie First）嗎？這是指透過先吃蔬菜，抑制血糖值激升。因為蔬菜的膳食纖維可以覆蓋在腸道內，延緩後續攝取醣類被吸收的速度。但是，由於醣類的吸收量並不會跟著減少，因此還是要注意別吃太多哦。

水溶性膳食纖維及非水溶性膳食纖維

抑制醣類的吸收

水溶性膳食纖維

- 可溶於水。
- 減緩醣類的吸收速度，具有抑制餐後血糖值急遽上升的功能。

有助於排便

非水溶性膳食纖維

- 不溶於水。
- 會吸收水分及代謝物，以糞便的形式排出體外，具有刺激腸道內壁，促進排便的功能。

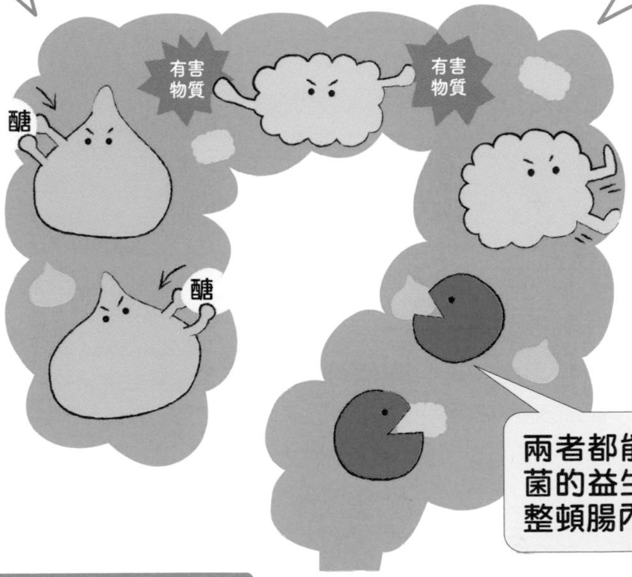

兩者都能成為益菌的益生元，並整頓腸內環境。

富含膳食纖維的食品

蔬菜

水溶性膳食纖維・非水溶性膳食纖維

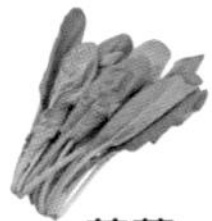
菠菜

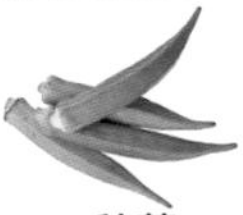
秋葵

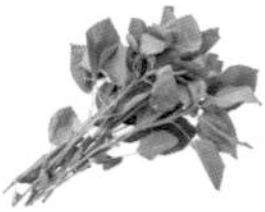
埃及國王菜

萵苣（生菜）

海藻

水溶性膳食纖維

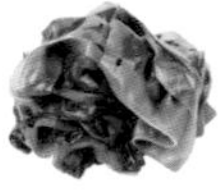
海帶芽

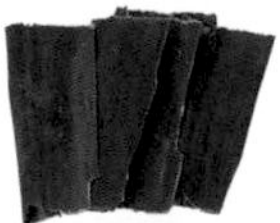
昆布

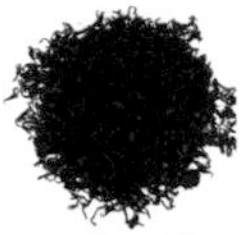
鹿尾菜

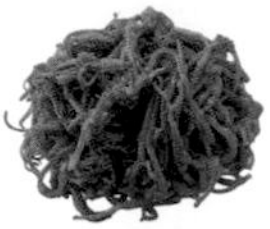
水雲

菇類

非水溶性膳食纖維

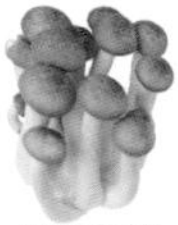
鴻禧菇

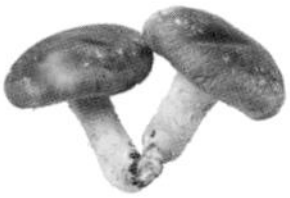
香菇

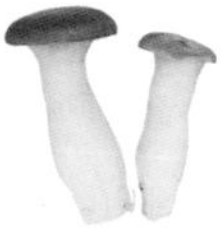
杏鮑菇

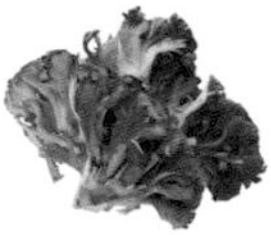
舞菇

減醣飲食 - 8

三步驟戒零食

\ KeyPoint /

- ☑ 最終目的是戒掉零食
- ☑ 要吃零食的話，只能攝取少量起司、堅果等低醣食品
- ☑ 小心「堅果、起司成癮」！

戒掉零食的順序

Step 1
意識到零食是小孩在吃的東西

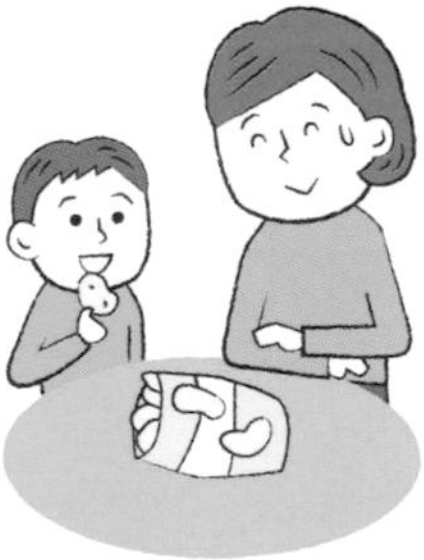

零食是減醣過程中最需要減少的東西。請對自己說「大人不需要吃這些」，並盡量遠離零食。

Step 2
肚子餓的話，吃點起司、堅果

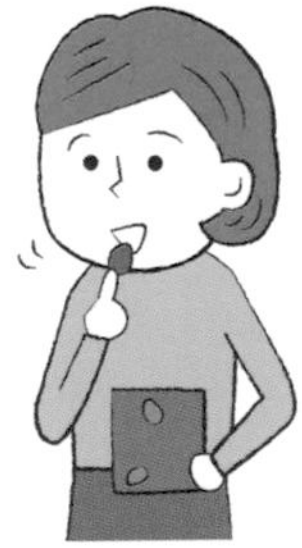

真的餓到沒辦法忍受的話，可以吃一點低醣的起司及堅果。不過大量食用還是NG的哦。

Step 3
最終目的是戒掉零食

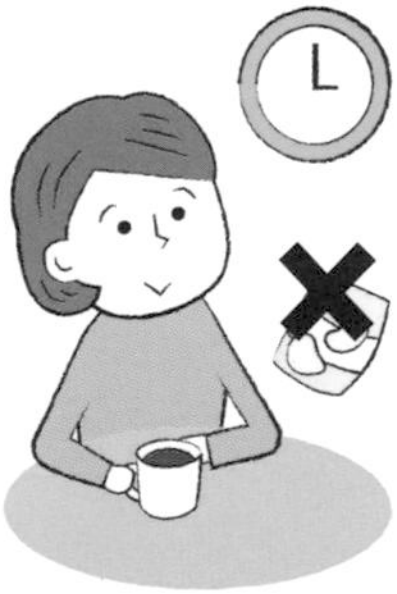

循序漸進的戒掉零食吧。必要的營養最好在正餐時間攝取，並極力避免零食。

循序漸進的戒掉零食

有些人即使將白飯減量，還是會如往常一樣繼續吃零食。之所以會如此，是因為他們只記住了「造成肥胖及糖尿病的原因是主食」，卻忘了醣類知識基本中的基本，「限制零食的攝取」。

減醣的第一步就是「比起主食，應該先戒掉零食」。請各位要記住，「零食是活動量較多的孩子才需要的食物」。在第38頁也有提到，水果和零食一樣都是點心。雖說如此，對於習慣吃零食的人來說，突然說要戒掉應該有點困難。如果真的餓到受不了，建議可以將零食替換成不易讓血糖值上升的起司、堅果等低醣食品。

不過，也有人會因攝取過量的堅果及起司造成「堅果、起司成癮」。因為兩者都是脂質含量高，鹽分也高的高卡路里食物，所以也是導致減重不順利的原因。最終目的還是要戒掉零食，這也是實踐減醣過程中的重要課題。

無論如何都想吃東西時可以吃的零食

堅果類

儘管含有優質的油脂，但是脂肪含量高，還是要注意別吃太多！請選擇無鹽版本。

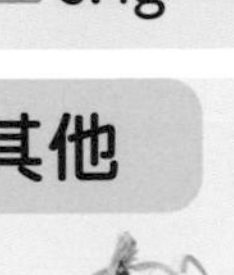
杏仁 5g
含醣量 0.4g／30kcal

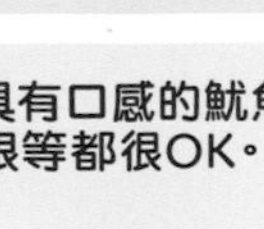
核桃 5g
含醣量 0.2g／36kcal

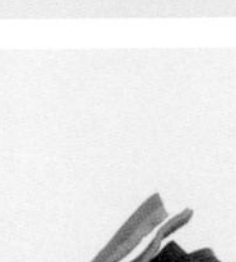
腰果 5g
含醣量 1.0g／30kcal

起司

屬於發酵食品，對身體有益，少量攝取是OK的。茅屋起司的卡路里較低。

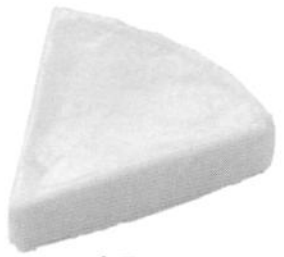
加工起司 20g
含醣量 0.3g／63kcal

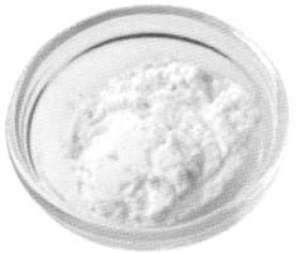
茅屋起司 30g
含醣量 0.6g／30kcal

其他

低卡且具有口感的魷魚絲和乾海帶根等都很OK。

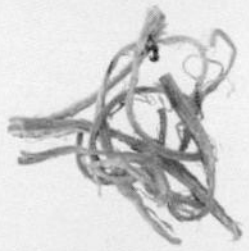
魷魚絲 5g
含醣量 0.9g／13kcal

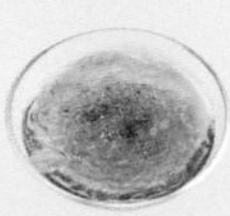
寒天 100g
含醣量 0.6g／6kcal

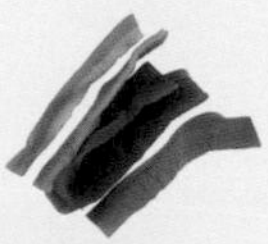
乾海帶根（調味）4g
含醣量 0g／1kcal

減醣飲食 - 9

飲酒會使燃脂效果停滯

\ KeyPoint /

☑ 釀造酒以酒精及醣類組成，是肥胖的元兇！

☑ 即使是蒸餾酒及無醣酒類，還是不能喝太多！

☑ 設定休肝日。要喝酒的話頻率大約2天1次。

喝酒果然會變胖嗎!?

喝酒之後，比起其他營養素，身體會先分解酒精作為能量來源。其他剩餘營養素的熱量就會轉變為體脂肪蓄積在體內，而且，酒精會提高中性脂肪的合成效率，形成利於體脂肪蓄積的狀態，最後就會因此變胖。

〔能量的使用順序〕

酒精（1g=7kcal）➡ **醣類**（1g=4kcal）➡ **脂質**（1g=9kcal）➡ **蛋白質**（1g=4kcal）

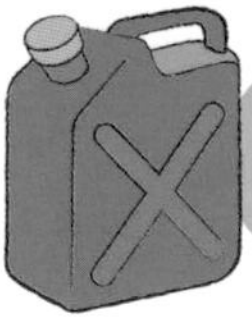

像汽油一樣讓人充滿精力，可是因為並非身體的組成成分，故多餘的部分就會成為體脂肪。

新陳代謝（肌肉、細胞膜等）不可或缺的物質，也是實質意義的營養素。

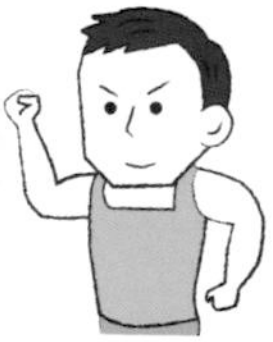

減少醣類及酒精的攝取，
脂質（體脂肪）就會被當作能量使用。

⬇

體脂肪也會因而減少

關於酒類的選擇方法及分量

酒類可以大致區分為「釀造酒」及「蒸餾酒」兩類。釀造酒是以白米、大麥、葡萄等原料製成，含醣量較高。蒸餾酒則是以釀造酒蒸餾製成的酒類，僅提取出酒精及香氣成分，幾乎不含糖分。因此，實行減醣飲食期間，是可以喝蒸餾酒的。

但是，蒸餾酒及無醣酒類也不是可以無限暢飲的。對某些人來說，飲酒過量有礙於減重。因為它們雖然不含醣，不會使血糖值上升，不過酒精會比其他含有醣類的營養素更早被分解利用，造成體脂肪的燃燒過程停滯。

此外，酒精卡路里較高（1g＝7kcal），持續大量飲用，會提高肝臟中的中性脂肪合成效果，形成利於體脂肪蓄積的狀態。長期的飲酒習慣會對肝臟造成負擔，建議將飲酒頻率設定在兩天一次以下，每次的分量換算成日本酒為一合（180mℓ）以下。

酒精的含醣量

每次的飲酒標準量為日本酒1合（180ml）。
以下列目標為基準即可安心飲用。

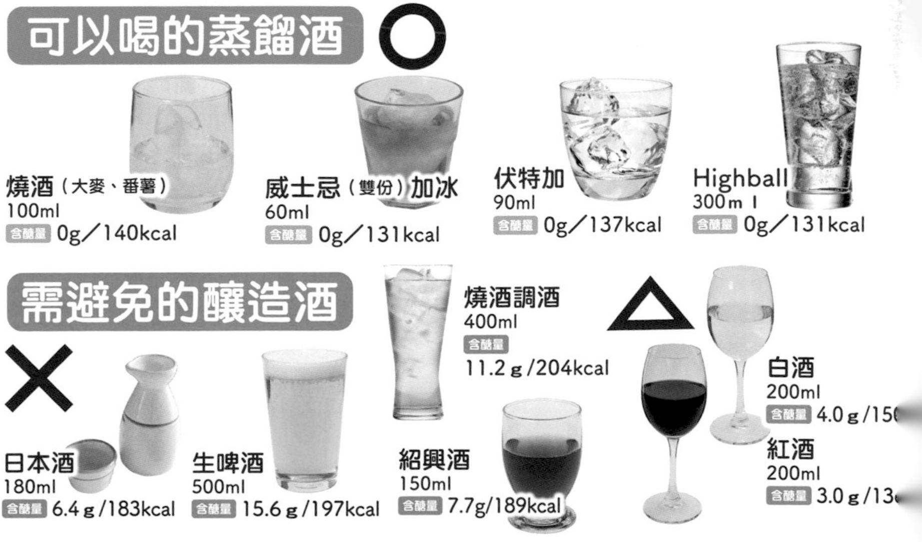

減醣飲食 -10

注意調味料！含醣量其實意外地高

＼KeyPoint／

☑ 須注意高醣醬料、番茄醬、味醂！

☑ 天然鹽、醬油、醋、桔醋醬油為低醣類

☑ 雖然低醣，但也是高卡路里的奶油及美奶滋（蛋黃醬）

調味料的「高醣類」排行榜

調味料的含醣量其實比想像中的多。一起來確認它們各含有多少醣，並且盡量減少攝取吧！

第1名
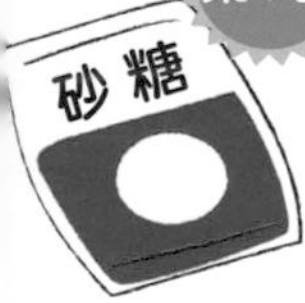

砂糖（上白糖）
含醣量 8.9g／35kcal

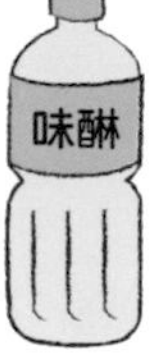

第2名
味醂
含醣量 7.8g／43kcal

第3名
甜麵醬
含醣量 7.3g／52kcal

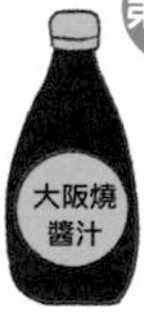

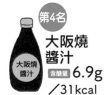

第4名
大阪燒醬汁
含醣量 6.9g／31kcal

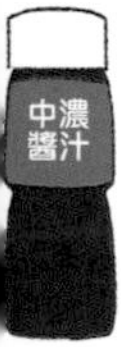

第5名
中濃醬汁
含醣量 6.3g／28kcal

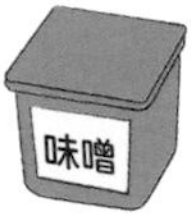

第6名
味噌（白味噌）
含醣量 6.7g／37kcal

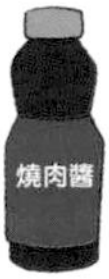

第7名
燒肉醬
含醣量 5.7g／30kcal

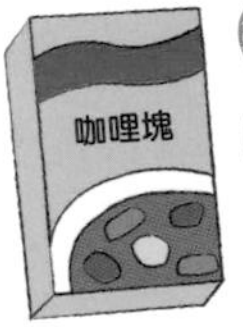

第8名
咖哩塊
含醣量 4.6g／57kcal

※約1大匙的營養價值。

調味料的選擇及使用方法

平常大家使用調味料時應該都沒有多想，不過，其中有些含醣量較高的調味料需要特別注意。明明特地選擇了低醣的食材，但卻使用了高醣的調味料，最後還是會攝取過多的醣類。

高醣的調味料有砂糖、味醂、醬料類、味噌、咖哩塊、甜麵醬等。這些都是需要盡量避免的調味料，若真的要使用，不要直接淋或灑上去，可以裝在小碟子裡沾取少量使用。

低醣類的調味料則有天然鹽、醬油、醋、桔醋醬油、奶油、美乃滋等。奶油及美奶滋因為含醣量不高，常被認為可以放心使用，但是因為其脂質含量高，還是屬於高卡路里的調味料。攝取過量仍會造成高血脂症，要記得適量取用。

此外，美奶滋當中含有許多沙拉油中的omega-6，可能造成過敏性疾病，切勿攝取過量。同樣地，使用太多鹽也會造成鹽分攝取過量，須特別注意。

低醣調味料

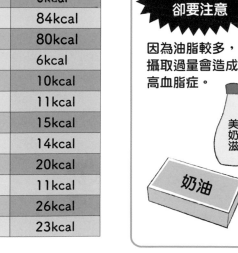

調味料	含醣量	卡路里
鹽	0g	0kcal
奶油	0g	84kcal
美奶滋	0.4g	80kcal
柚子胡椒	0.5g	6kcal
豆瓣醬	0.8g	10kcal
淡口醬油	1.0g	11kcal
醋	1.1g	15kcal
濃口醬油	1.4g	14kcal
咖哩粉	1.6g	20kcal
桔醋醬油	1.9g	11kcal
黃芥末	2.0g	26kcal
胡椒	4.2g	23kcal

※約1大匙的營養價值。

醣類雖少
卻要注意

因為油脂較多，
攝取過量會造成
高血脂症。

減醣飲食 -11

建議喝常溫水

\ KeyPoint /

- ☑ 含糖軟性飲料、蔬果汁都NG！
- ☑ 牛奶也含有許多乳糖，須留意
- ☑ 建議攝取常溫水，對腸胃負擔較小

減醣時必須攝取水分的原因

醣類在體內會與水分結合。每1g的醣類會與約3g的水分結合，當我們因減醣而減少醣分攝取時，體內的水分也會跟著減少。

水分 ↓ 減少會

造成脫水症狀

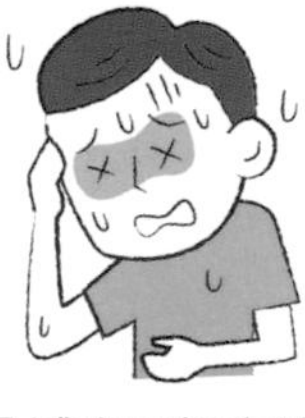

水分減少可能會造成異常出汗，身體無力、意識不清等脫水症狀。

不利於脂肪分解

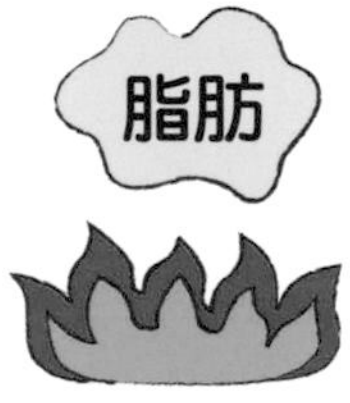

分解脂肪需要水分，體內水分減少會使脂肪不易分解。

造成便祕

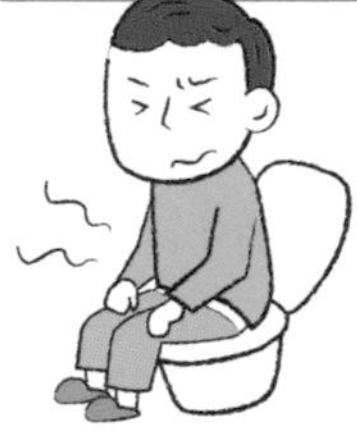

水分減少會使糞便不易排出，引起便祕的狀況。

小心脫水，記得攝取適量水分

實行減醣時的水分補充，建議攝取「適量的常溫水」。

醣類與水分結合並存在人體內，進行減醣飲食會使體內醣分減少，導致水分一起減少。因此，為了避免脫水狀況，應該多攝取一些水分。不過，軟性飲料及蔬菜汁、百分百純果汁含有許多醣，可能會造成血糖驟升（→P22），要盡量減少攝取。牛奶雖然富含鈣質，但其中也含有許多乳糖，攝取時需多留意。鈣質也可以透過小魚乾等食物中攝取。

補充水分時還是應該透過無醣的水及茶類最為理想。尤其是常溫水，因為對腸胃負擔較少，是筆者最推薦的水分補給來源。由於流汗狀況及飲食中攝取的水分含量因人而異，究竟應攝取多少水分無法一概而論，不過，口渴時就多喝常溫水，相信就能攝取剛剛好的水分了。

水分補給來源

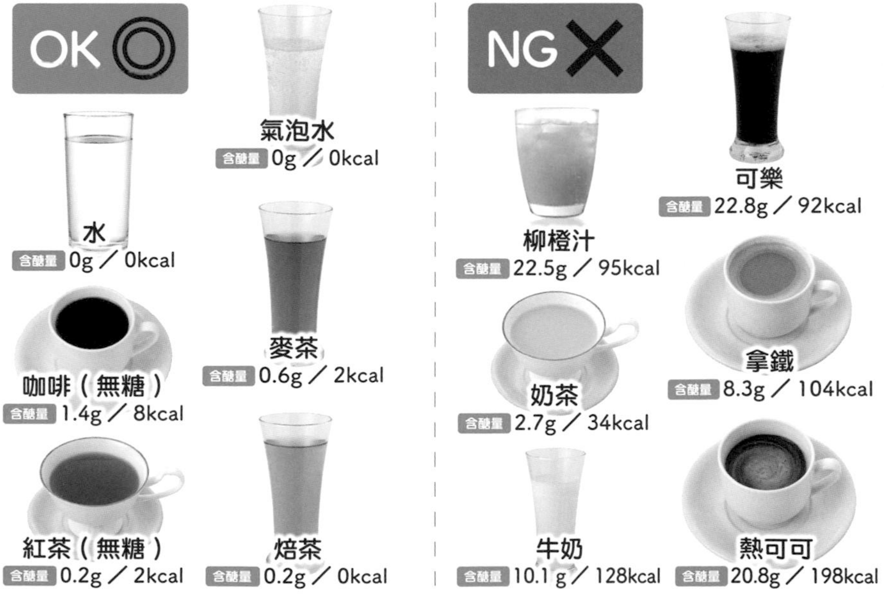
OK ◎
水
含醣量 0g／0kcal
氣泡水
含醣量 0g／0kcal
咖啡（無糖）
含醣量 1.4g／8kcal
麥茶
含醣量 0.6g／2kcal
紅茶（無糖）
含醣量 0.2g／2kcal
焙茶
含醣量 0.2g／0kcal
NG ✕
可樂
含醣量 22.8g／92kcal
柳橙汁
含醣量 22.5g／95kcal
拿鐵
含醣量 8.3g／104kcal
奶茶
含醣量 2.7g／34kcal
牛奶
含醣量 10.1 g／128kcal
熱可可
含醣量 20.8g／198kcal

※約200ml的營養價值。

減醣飲食 -12

零醣陷阱

\ KeyPoint /

☑ 少量攝取人工甜味劑沒關係

☑ 大量且長期的攝取可能有未知的風險

☑ 只攝取低醣食品高機率會有蛋白質不足的問題

注意別攝取過量的甜味劑與低醣食品

現在市面上充斥著寫有「低醣」、「零醣」、「低碳」等字樣的低醣食品及飲料。查看成分標示會發現，上面寫著阿斯巴甜、安賽蜜、蔗糖素、糖精等人工甜味劑。少量攝取應該不是問題，但是目前還未確定長期且大量攝取會有什麼樣的健康風險。也有人指出人工甜味劑具有成癮性，攝取過量可能造成肥胖及糖尿病。

另外，也有些人因為減醣，過著早餐吃麩皮麵包、中餐吃蒟蒻麵、晚餐吃低醣義大利麵，這種只吃低醣食品的生活。這樣的作法或許能減少醣類量，但是卻有高機率會面臨蛋白質、脂質、維生素等必要營養素不足的問題。

請各位要小心別攝取太多低醣類食品，減醣的同時也要注意品質和營養均衡。

減醣及零醣的差異

市面上標榜著「減醣」、「零醣」的食品有越來越多的趨勢。讓我們一起分辨各種食品，聰明購入合適的減醣商品。

含醣量

減醣 ＝ 低醣 低碳

相較於同類食品，含醣量較少的食品。雖然政府沒有對「減醣」標示設立基準，但是販售者須對標示的科學根據負起責任。

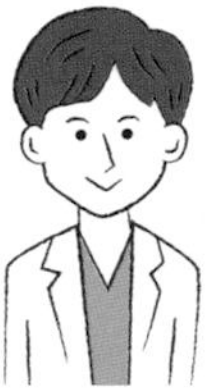

相較於同類食品含醣量較低，但本身含醣量的比例還是偏高!!

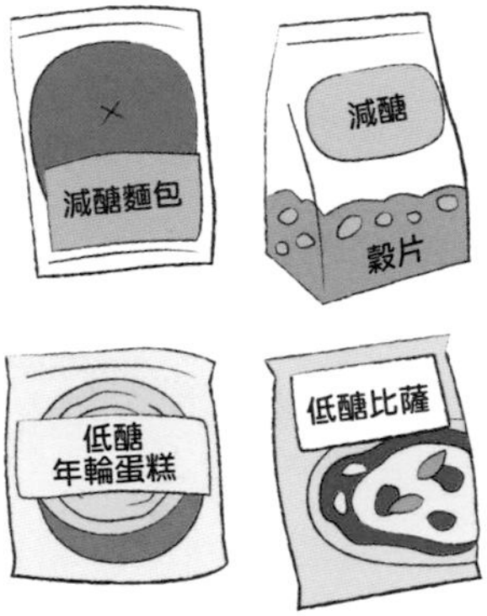

無糖分 ＝ 不含糖

醣類中的糖分（葡萄糖、果糖、乳糖、麥芽糖等）含量在每100g（100ml）食品中未滿0.5g的食品。

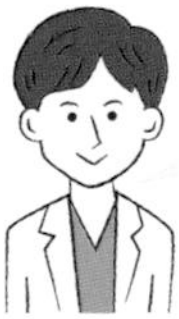

雖然不含醣類中的糖分，但是不代表不含醣類！

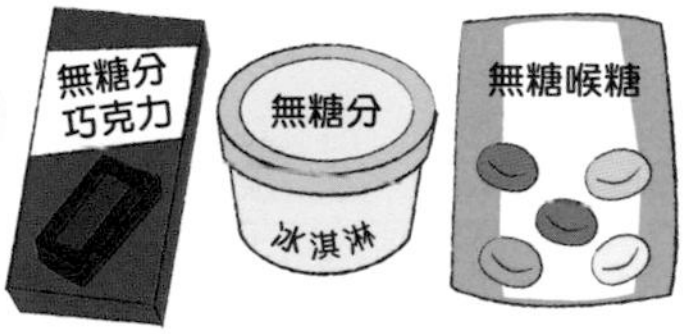

零醣

每100g（100ml）食品中含醣量未滿0.5g的食品。

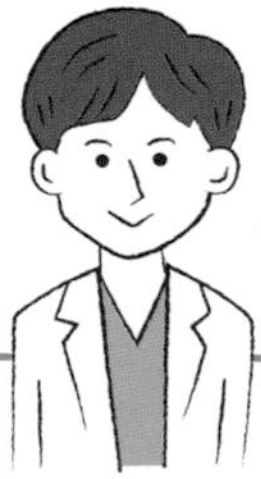

即使每100g中只有0.5g，若500g就有2.5g了。並不能算是完全零醣。

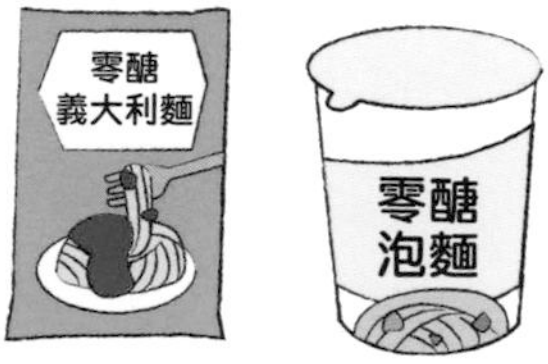

❗ 請和P15、107搭配閱讀

減醣飲食 -13

一定會變瘦的減醣飲食重點複習

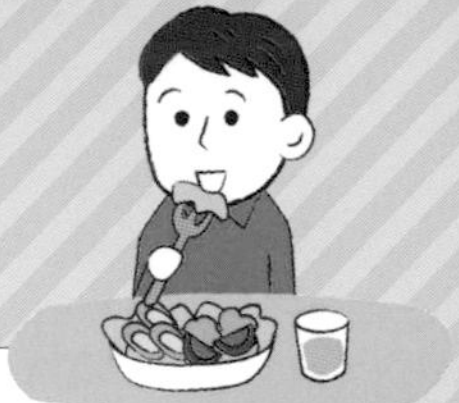

\ KeyPoint /

- ☑ 盡量減少醣攝取量
- ☑ 零食、水果、釀造酒是減重大忌！
- ☑ 攝取優質的蛋白質及脂質

絕對不可忘記的減醣基本原則

到目前為止已講解了許多減醣的重點。這邊將會把八項重點條列於左頁，我們一起複習吧！

首先是改變醣類的攝取方式，將醣攝取量控制在一天120g以下。在能力範圍內減量即可，最好盡可能地減少主食的攝取。特別是傍晚以後，就要避免攝取含醣的食物。零食、水果、釀造酒（啤酒、日本酒等）都是減醣飲食中的大忌。相反地，應該要選擇蛋白質及脂質等優質營養素，並適量地攝取。

目前提過的都是非常嚴格的規則。對於平常有吃零食和水果習慣的人來說，要持續執行有點難度。但是，只要謹記並遵守這八個重點，就一定會有成效。變化的速度因人而異，有些人很快就能看出體重及身體數值的變化。因此一開始一定要立下「達成目標」的強烈決心。

減醣飲食的8個基本重點

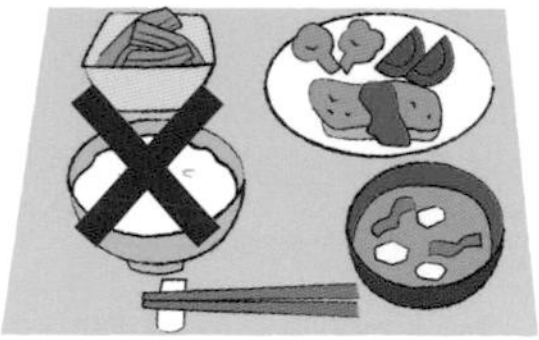

1. 醣類攝取量設定在 1天120g以下

晚餐的醣類量盡量接近0g。最好不要攝取主食。⇨P82

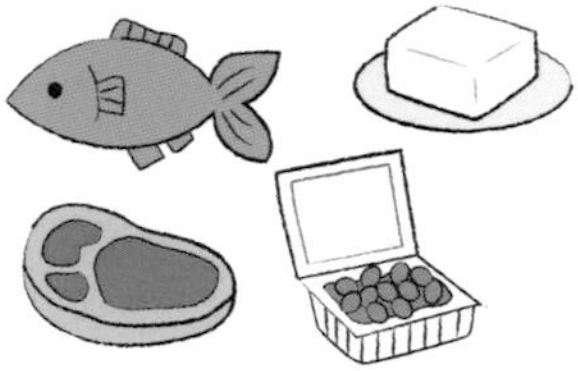

2. 充分攝取蛋白質

均衡地攝取魚、肉、黃豆製品等蛋白質。⇨P88

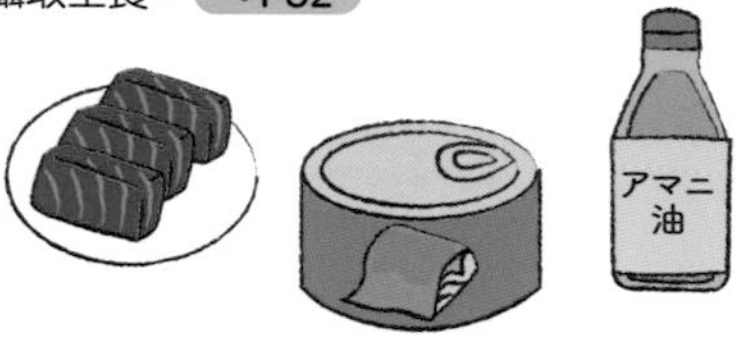

3. 攝取優質的脂質

魚類及植物油中富含不飽和脂肪酸，可以適量地攝取。⇨P90

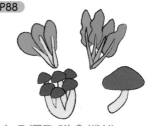

4. 充分攝取膳食纖維

攝取含醣量較少的葉菜類及菇類，藉以減少碳水化合物的攝取。⇨P92

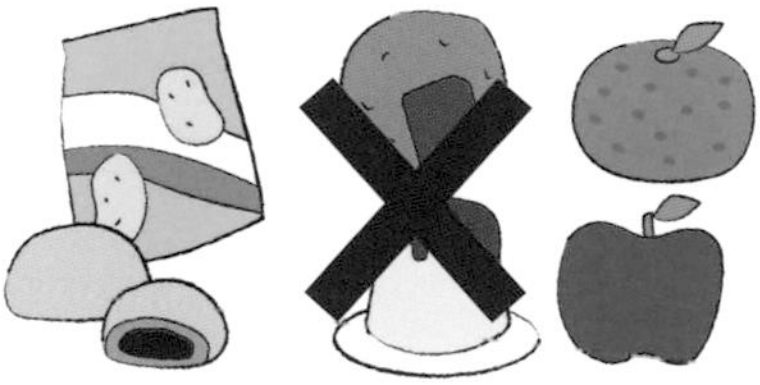

5. 戒掉吃零食的習慣

基本上不能吃零食。如果真的忍不住想吃，可以用少量的起司及堅果、減醣食品代替。⇨P94

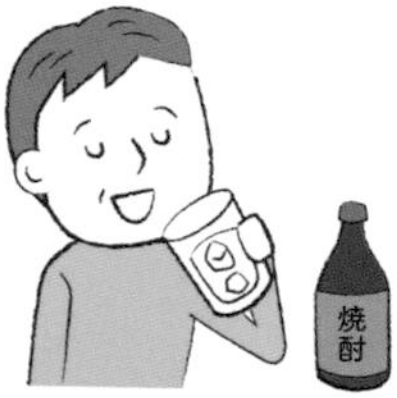

6. 要喝酒的話， 建議適量飲用蒸餾酒

戒釀造酒（啤酒、日本酒等），蒸餾酒（燒酒及威士忌等）可適量攝取。⇨P96

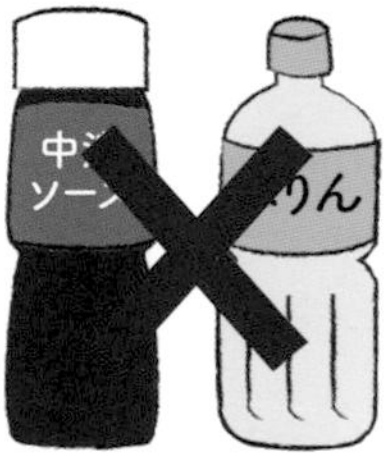

7. 調味料的含醣量也要注意

減少味醂及味噌等含醣量較高的調味料，使用鹽及醋等調味。⇨P98

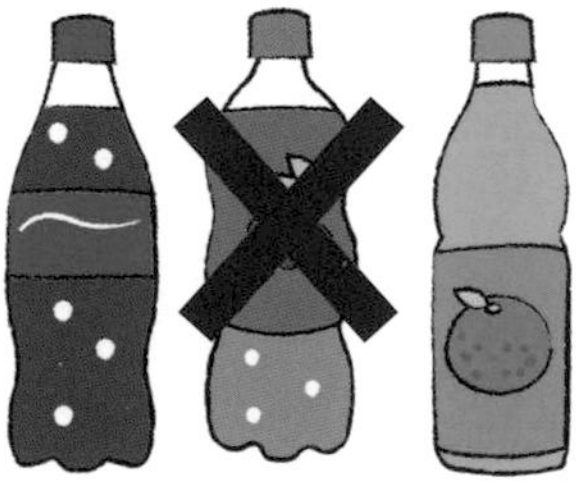

8. 減少含糖飲料

盡力減少軟性飲料及牛奶的攝取。⇨P100

便利商店及餐廳外食的減醣訣竅

進行減醣的飲食生活時，如果無法自炊，應該要吃什麼才好呢？以下將告訴大家在便利商點等處購買市售食品或在餐廳外食的訣竅及重點。

減醣飲食的課題

各位是不是覺得如果不是自行料理，就做不到減醣飲食呢？自己煮飯確實比較容易控制醣的攝取量，不過，在便利商店或餐廳其實也是能實踐減醣飲食的。

便利商店中雖然常看到飯糰、麵包、零食等含醣量高的食品，但是最近也有像即食雞胸肉、烤雞肉串等可以攝取到蛋白質的主菜，還有沙拉、涼拌菠菜等以蔬菜為主的豐富菜色。而且，商品一定會有左頁那樣的營養成分標示，可以輕鬆掌握醣的攝取量。

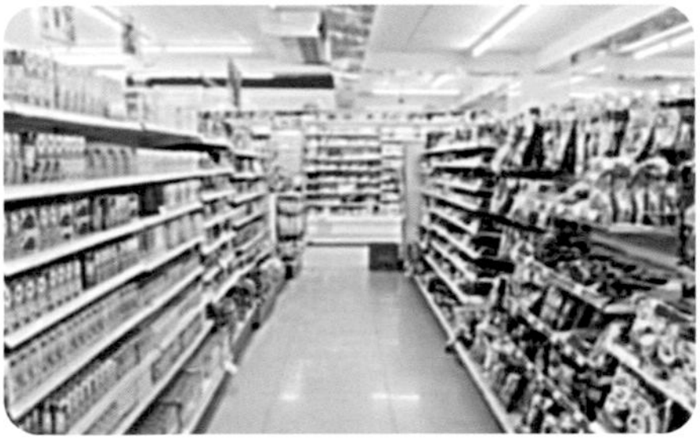

在餐廳外食時，要注意選擇餐廳的重點。別選擇只有販售丼飯及麵類的店家，建議選擇複合式餐廳以及居酒屋這種有各式各樣料理，且可以單點幾樣菜的店家。大家可能會以為白飯搭配組合菜色的定食餐廳也需要避開，不過定食其實會搭配營養均衡的配菜，只要在點餐時備註不要白飯，再加點幾樣蔬菜類的小菜就可以囉。

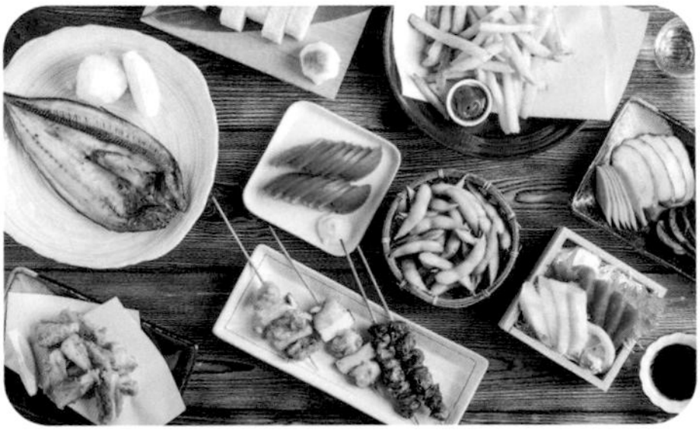

營養成分的確認方法

市售食品會有營養成分標示，可以了解其中使用了什麼樣的材料，醣類等營養成分占了大約多少。這樣就能選擇含醣量較低的食品。

利用營養成分標示確認含醣量！

營養成分標示中可以查看醣類及碳水化合物的含量。

■醣類的標示

營養成分標示（每100g）

熱量	268kcal
蛋白質	2.3g
脂質	0.7g
碳水化合物	12.6g
一醣類	12.4g
一糖分	3.5g
一膳食纖維	0.2g
鈉	0.7mg
維生素C	98mg
相當食鹽量	0.09g

標示上可以看見醣類或是膳食纖維，是因為廠商有義務要標示出碳水化合物中的醣類及膳食纖維量，讓大家知道大約含量是多少。

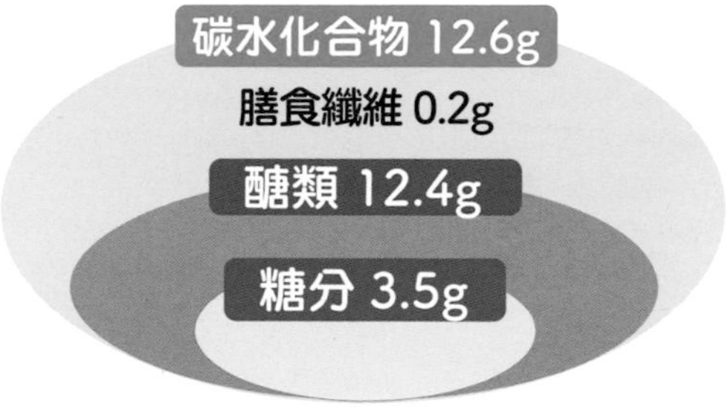

■碳水化合物的標示

營養成分標示（每份）

熱量	71kcal
蛋白質	0.7g
脂質	3.2g
碳水化合物	10.6g
相當食鹽量	0.09g

碳水化合物中包含了醣類及膳食纖維，不過因為膳食纖維屬微量物質，所以我們可以取碳水化合物含量作為含醣量的最大值。

碳水化合物 ≧ 醣類

例）10.6 ≧ 10.6

須注意！ 營養成分標示並非全部都是以整體分量標示。有些是以「每100g」或「每份」標示。查看營養成分時也要注意分量。

原料名稱也要確認！

原料名稱也要記得查看，了解食品中使用了什麼原料，加了那些添加物等等。原料名稱是以含量順序由高至低排列，也能當作參考。

品名	威化餅
成分	麵粉（小麥、國產）、酥油、砂糖、可可粉、乳糖、全麥粉、植物油、小麥胚芽、澱粉、膨脹劑（小蘇打粉）
內容量	30個
保存期限	標示於外包裝下方

麵粉、砂糖、澱粉、乳糖都要注意

豐富的低醣菜式！

【便利商店】

以單品組合成完整菜單！

便利商店的商品中有許多低醣食品，也有營養成分的標示，有利於管理醣攝取量。即食雞胸等蛋白質食品和生菜沙拉就在便當陳列架的附近而已，直接往那邊走吧。含醣量高的零食、果汁、冰品等貨架就別看了。只買目標物，盡量不要在店內久待。

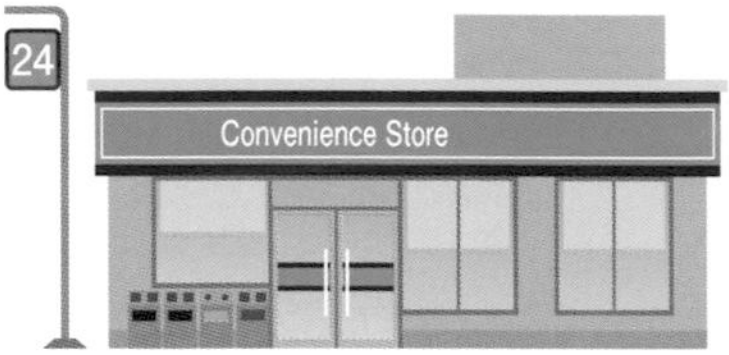

OK 菜式

- 即食雞胸
- 雞腿排（鹽味）
- 薑燒豬肉
- 烤魚
- 水煮鯖魚罐頭
- 烤雞肉串（鹽味）
- 關東煮
- 涼拌豆腐
- 水煮蛋
- 溫泉蛋
- 蒟蒻麵
- 沙拉
- 美式高麗菜沙拉
- 毛豆
- 涼拌菠菜
- 味噌湯
- 蔬菜湯
- 低醣麵包

NG 菜式

- 丼飯
- 便當
- 飯糰
- 甜麵包
- 杯麵
- 所有零食
- 甜點
- 冰品
- 甜的飲料
- 酒類

推薦這樣的組合搭配

蛋白質料理 ＋ 蔬菜料理 ＋ 湯品

以海鮮、肉、蛋、黃豆製品等蛋白質料理，搭配沙拉等蔬菜料理，再加上味噌湯或其他湯品，組合成一份菜單。沙拉的部分記得選高醣根莖類蔬菜較少的種類。

想吃主食類的話建議搭配低醣麵包！

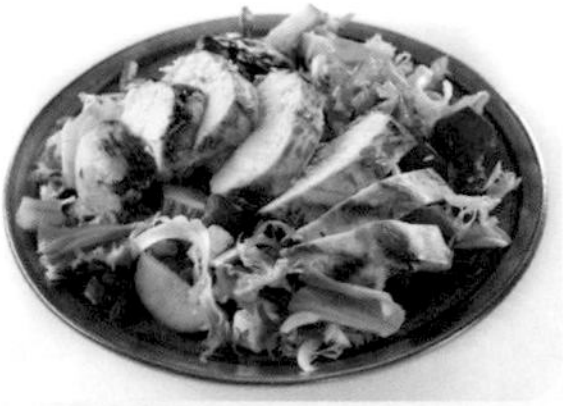

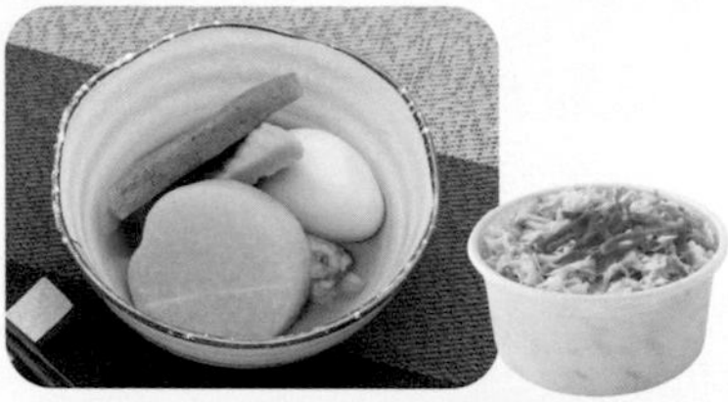

例1　即食雞胸+沙拉

例2　關東煮+美式高麗菜沙拉

例3　水煮鯖魚罐頭+蔬菜湯+毛豆

例4　烤雞肉串（鹽味）+沙拉+味噌湯

點餐時單點主菜就OK！

【複合式餐廳】

點餐備註不要白飯！

在複合式餐廳幾乎都有漢堡排等主菜可以單點，點餐時只要備註不附白飯和麵包就可以了。餐點中的配料也要特別留意，確認一下會有什麼樣的副餐。像炸薯條、馬鈴薯沙拉或玉米等都應該要避免，或是請餐廳不要加。

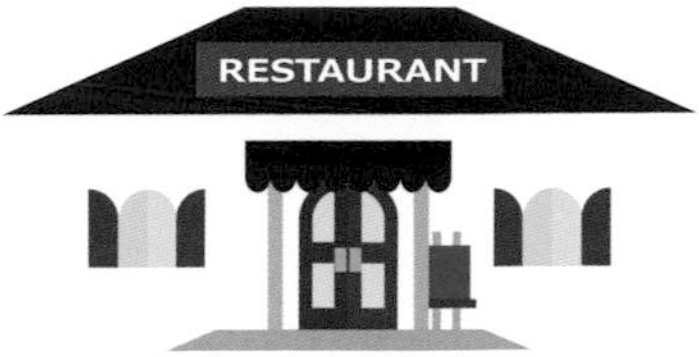

OK 菜式

- 牛排
- 香煎雞腿排
- 漢堡排
- 薑燒豬肉
- 炸蝦
- 烤牛肉
- 西班牙橄欖油蒜蝦
- 涼拌海鮮
- 培根炒菠菜
- 沙拉
- 西式清湯
- 義式蔬菜湯

NG 菜式

- 義大利麵
- 披薩
- 咖哩飯
- 牛肉濃湯
- 燉飯
- 焗飯
- 丼飯
- 拉麵
- 蛋包飯
- 炸薯條
- 奶油玉米
- 玉米濃湯

推薦這樣的組合搭配

蛋白質料理 ＋ 蔬菜料理

以牛排、煎雞腿排、漢堡排等蛋白質料理，搭配沙拉等蔬菜料理組成一份菜單。也可以再搭配湯品，但是要避開高醣的玉米濃湯。

不要點套餐或定食，而是單點！

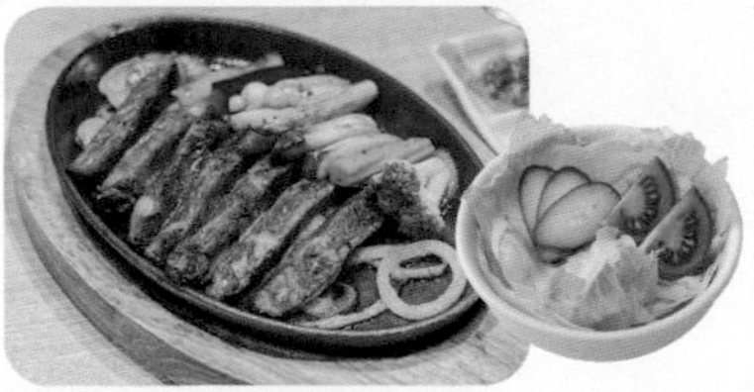

例1　牛排+生菜沙拉

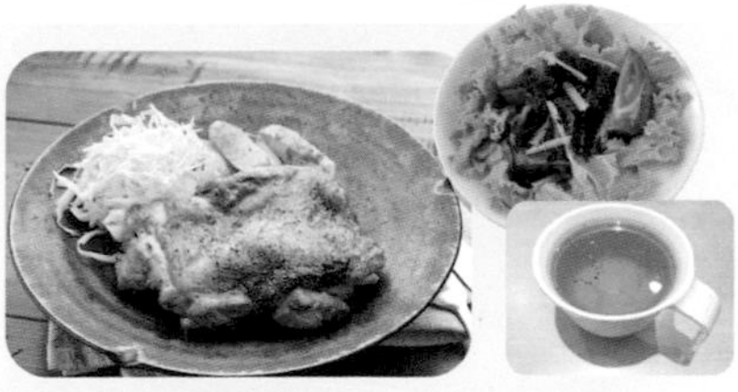

例2　香煎雞腿排+海藻沙拉+西式清湯

例3　漢堡排（配綠花椰菜）+培根炒菠菜

例4　烤牛肉+豆腐沙拉+義式蔬菜湯

只要去掉白飯，含醣量就OK！營養也非常均衡

【定食餐廳】

定食的優點就是有豐富的蛋白質及蔬菜

在定食餐廳幾乎都是以主食（白飯）搭配蛋白質的主餐及配菜、湯品的組合。只要在點餐的時候備註不要白飯，再加點一份蔬菜類的配菜即可以。不過，像馬鈴薯沙拉、牛蒡沙拉等含有許多醣類的配菜，以及使用砂糖及味醂調味的燉煮類都需要特別注意。

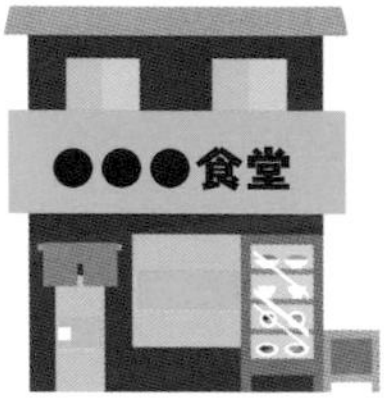

OK 菜式

- 薑燒豬肉定食
- 炸雞定食
- 烤魚定食
- 生魚片定食
- 蔬菜炒肉類定食
- 涼拌菠菜
- 鹿尾菜燉煮
- 沙拉
- 納豆

享用定食的時候請以去掉白飯為前提

NG 菜式

- 親子丼
- 豬排丼
- 天丼
- 馬鈴薯沙拉
- 麵類
- 糖醋雞肉定食
- 可樂餅定食
- 壽喜燒定食

推薦這樣的組合搭配

定食 － 白飯 ＋ 蔬菜類配菜

在點薑燒豬肉或烤魚等定食的時候備註「不要白飯」。減少白飯的部分，可以用小份沙拉或涼拌菠菜等蔬菜類的配菜來補充。

點餐備註「不要白飯」！

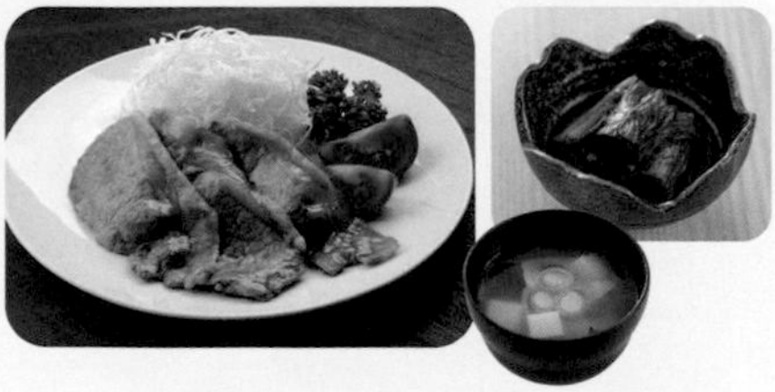

例1 薑燒豬肉定食-白飯+涼拌菠菜

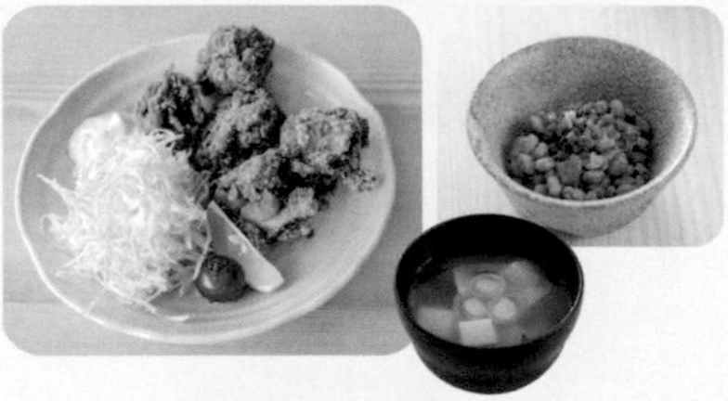

例2 炸雞定食-白飯+納豆

例3 烤魚定食-白飯+生菜沙拉

例4 生魚片定食-白飯+鹿尾菜燉煮

注意酒類的選擇方式！

【居酒屋】

撇除主食類，其實很適合減醣

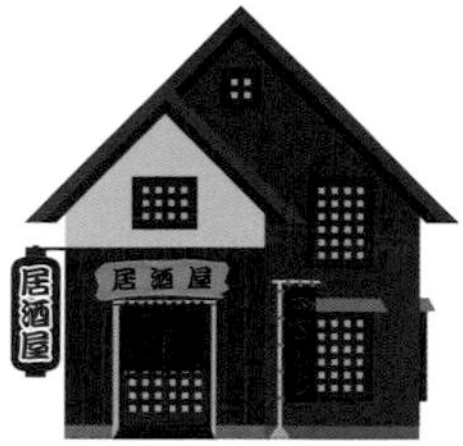

居酒屋有很多蛋白質類的餐點，如烤雞肉串、生魚片、烤魚、涼拌豆腐等，其實很適合減醣時吃。點餐時再搭配一些蔬菜類配菜就可以囉。酒類的部分，不要點啤酒和日本酒等釀造酒，而是選擇燒酒、威士忌等蒸餾酒，事先決定好飲用量也很重要哦。

OK 菜式
- 烤雞肉串（鹽味）
- 烤魚
- 綜合生魚片
- 魷魚一夜干
- 柳葉魚
- 德式香腸
- 涼拌豆腐
- 茶碗蒸
- 高湯煎蛋捲
- 鹽味高麗菜沙拉
- 涼拌番茄
- 起司（芝士）
- 醃漬小黃瓜
- 毛豆
- 沙拉

NG 菜式
- 炒麵
- 比薩
- 韓式煎餅
- 飯糰
- 主食類的飯及麵類
- 薯條
- 馬鈴薯沙拉
- 甜點

●酒類篇

OK 酒類
- 燒酒
- 威士忌
- 伏特加
- Highball
- 琴酒
- 紅酒

NG 酒類
- 啤酒
- 日本酒
- 梅酒
- 紹興酒
- 調酒

推薦這樣的組合搭配

蛋白質料理 ＋ 蔬菜料理 ＋ 酒類

肉、魚、蛋類料理之外，再加點番茄、小黃瓜等蔬菜。點烤雞肉串時，要選鹽味而非醬燒口味。要喝酒的話，可以喝燒酒及威士忌等蒸餾酒。

喝酒要選蒸餾酒！

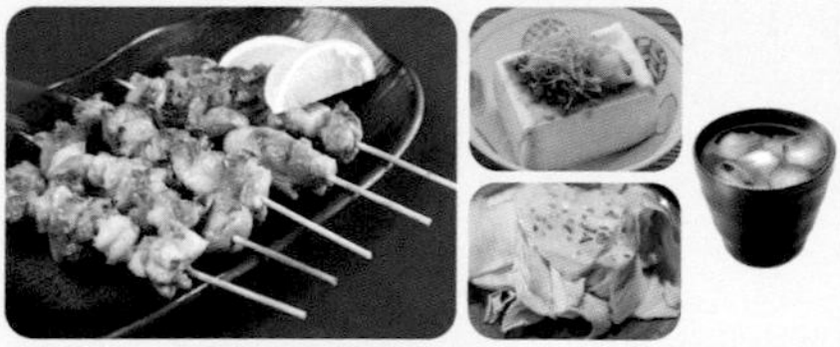

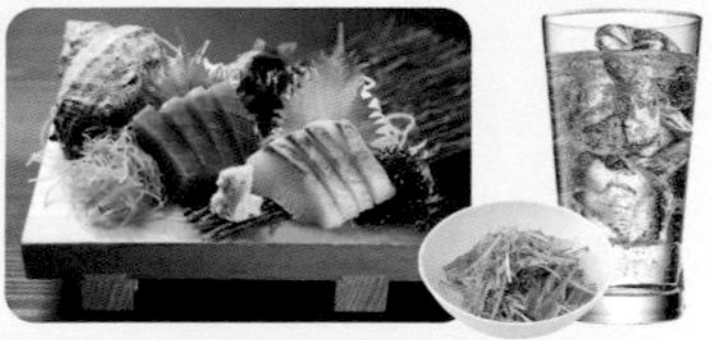

例1 烤雞肉串（鹽味）+涼拌豆腐+鹽味涼拌高麗菜+燒酒

例2 綜合生魚片+沙拉+Highball

例3 魷魚一夜干+醃漬小黃瓜+涼拌番茄+燒酒

例4 烤魚+高湯煎蛋捲+毛豆+Highball

不能依自我判斷進行減醣飲食的人

減醣飲食法對於肥胖及糖尿病預防是非常有效的，
但是，需要注意是否已經患病或是同時有其他疾病的狀況。

糖尿病及重度肝硬化、反覆發生急性胰臟炎的病患，在實行減醣飲食之前務必先找醫生諮詢，判斷自身的狀況是否合適。如果可以嘗試，也一定要配合醫生的指示進行。

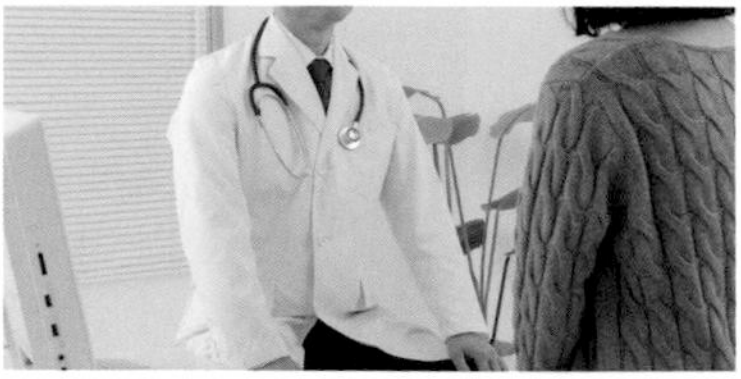

因為糖尿病治療，正在使用口服藥物或注射胰島素的人

減醣飲食是對糖尿病最有效的飲食療法，不過也因為成效很好，如果和藥物治療並用，可能會有引發低血糖狀態的危險。請和醫生諮詢確認可以再實行。

重度肝硬化的人

由於肝臟的肝醣貯藏量減少，糖質新生的功能低落，因此可能會有低血糖的風險，不能進行減醣飲食療法。

反覆發生急性胰臟炎的人

脂質攝取量增加可能會導致胰臟炎惡化，故不建議採用減醣飲食法。

長鏈脂肪酸代謝異常的人

儘管不算是非常罕見的疾病，但因無法利用自身的體脂肪產生能量，所以身體會無法適應。

尿素循環代謝異常的人

屬於罕見疾病，由於有蛋白質代謝的問題，因此不適合高蛋白飲食為主的減醣飲食法。

因飲食喜好問題
而無法確實執行減醣的人……

如果是這樣的狀況，只要確實攝取蛋白質，並限制卡路里攝取量便行。可是也別忘了，多少減掉一點醣類，還是有預防肥胖、糖尿病的功效。

PART 4

行為療法

立即停止攝取過多醣類的生活！

行為療法 -1

攝取醣類時要有自覺

＼KeyPoint／

- ☑「沒吃多少也會胖」、「喝水也會胖」是騙人的
- ☑大部分肥胖的人都攝取了過量的醣類
- ☑不要怪體質，修正自己的飲食生活才是最重要的

為什麼會變胖呢？

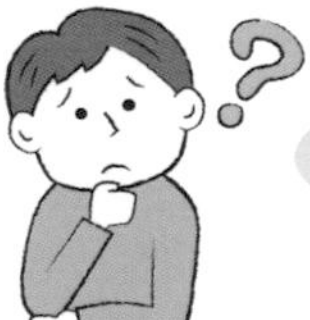

明明沒有吃很多
還是變胖了

其實吃進了很多醣類

人們很容易因為「裝甜點的是另一個胃」、「用白飯、烏龍麵、拉麵當作一餐的結尾」這樣的想法，讓自己吃進許多醣類。無意識地攝取零食、水果、果汁等也一樣。必須修正這樣的飲食生活。

⇒左頁

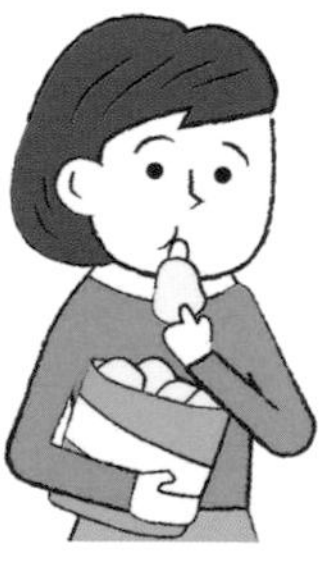

基礎代謝降低，無法消耗熱量

肌肉量和蛋白質攝取量不足都會使基礎代謝降低，無法增加消耗熱量。應該要多多攝取蛋白質，透過運動提升肌力！

關於蛋白質的攝取方式
⇒P88
關於運動
⇒P128

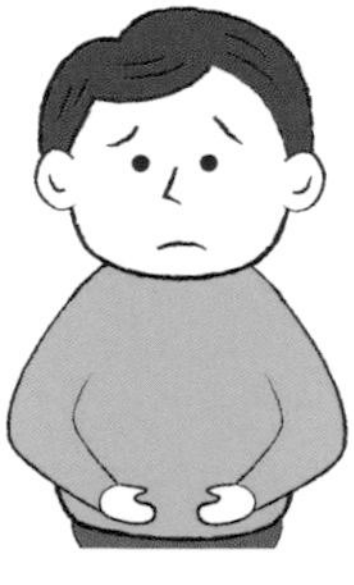

實際上到底吃了多少？

「明明沒吃什麼就變胖了」、「連喝水也會胖」——在減重門診經常聽到患者說這樣的話。但真的是這樣嗎？實際看了一下患者寫的飲食內容發現，完全就是醣類大集合，大部分人也都會說「仔細想想，我攝取的醣類量真的太多了」。

減重門診病患一天的平均醣類攝取量（410g／天）是日本人平均醣類攝取量（230g／天）的1．8倍。筆者認為在活動量不高的現代，日本人的平均醣類攝取量也太多了，我們應該要減少比自己想像中更多的醣類才行。

醣類攝取量過高有很多原因，例如：想好好吃飯卻不小心吃太多，或是無意識吃些零食和水果，大部分都是這樣的模式。世界上確實有人容易變胖，也有人不容易變胖，但肥胖的人大多過著高醣的飲食生活，這點是不會錯的。所以首先要開始調整自己的飲食。

生活習慣的改變方式

Step1

掌握造成肥胖的原因
攝取醣類的行為

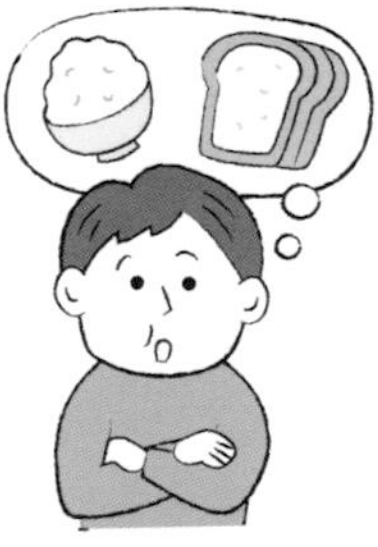

開始記錄飲食生活，就會發現「原來我攝取了這麼多醣類」。掌握自己什麼時候吃了多少東西是很重要的。

Step2

修正Step1的行為

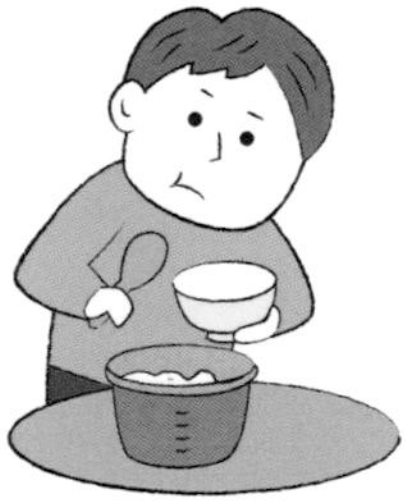

了解自己的壞習慣後，就要開始想辦法戒掉。減少飲食中的醣類量就不用說了，除此之外，家中也不要放食物或是搶購囤貨。

Step3

維持Step2
克服醣類過多的生活

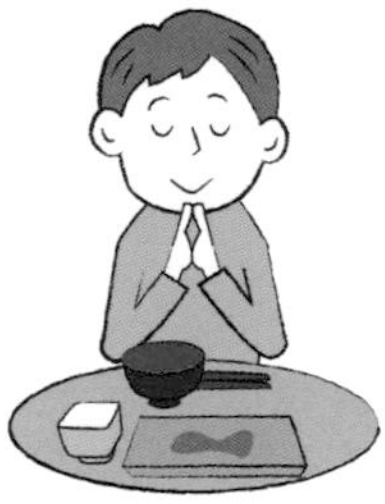

持之以恆對減醣飲食來說是很重要的。一旦鬆懈下來，攝取了醣類，身體很快又會回到原本的樣子。好不容易養成的好習慣要繼續維持。

行為療法 - 2

不買高醣食品！不囤貨！

KeyPoint

- ☑ 即食商品都含有許多醣類！
- ☑ 不要在家放置容易想吃的醣類！
- ☑ 採買時可以購入起司、堅果、減醣食品

容易不經思索做出的危險行為

一起回想一下自己的生活習慣吧。是不是曾經做過下列的行為呢？
戒掉以下行為，就更離減醣成功更近一步了。

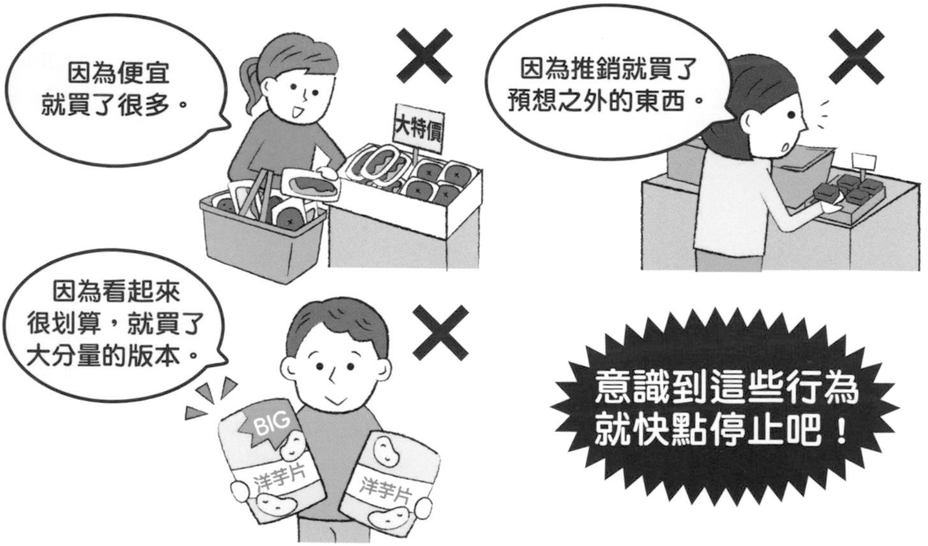

因為便宜就買了很多。
大特價
因為推銷就買了預想之外的東西。
因為看起來很划算，就買了大分量的版本。
BIG
洋芋片
洋芋片
意識到這些行為就快點停止吧！

戰勝醣類的誘惑是非常困難的

各位的家中是不是會囤放一些馬上就能吃的零食和杯麵等食品呢？這種食物的含醣量都很高，而且很多都會讓人一不留意就吃下去。除了杯麵和零食之外，冷凍食品、冰淇淋、軟性飲料等甜食也都要注意。

「因為會嘴饞，所以就吃了家裡的零食當點心」，筆者常常從患者口中聽到這句話。放在家裡就吃掉了，這是人類的天性。特別是肥胖及糖尿病潛在族群，對他們來說「吃東西就是最大的樂趣」，而且也「最喜歡醣類」，所以要戰勝對醣類的慾望尤其困難。首先要做的，減少放在家中的食物。只要家裡沒有，就能做到某種程度的預防作用。

其實，在這個時代已經沒有儲備糧食的必要，只要避開高醣類食品，選擇起司、堅果、魷魚乾、低醣食品等就可以了。

斬斷醣類的誘惑

醣類是種「只要可以取得就會吃掉」的高度成癮性食品。重新審視一下自己日常採買的方法，花點心思讓自己遠離醣類也是很重要的。

①減少採買的次數

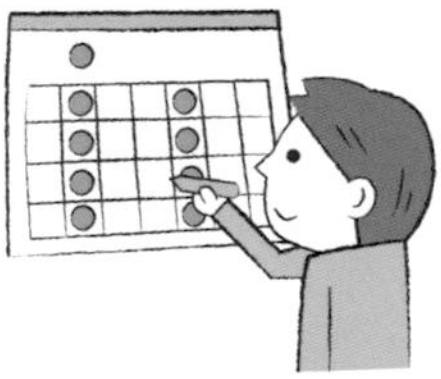

一週採買好幾次，就容易不小心買了不必要的東西。可以嘗試看看事先決定好採買日，或是利用網購採買必要的商品。

②不用推車

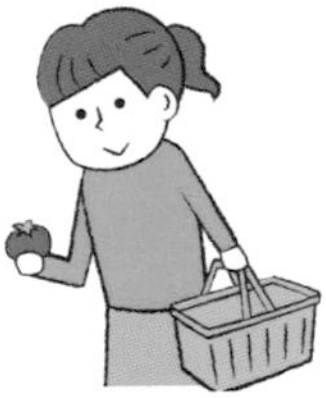

盡可能不要使用推車，採買時使用提籃，就能意識到自己買了多少東西，並適時地減少購買量。

③寫下必要的東西

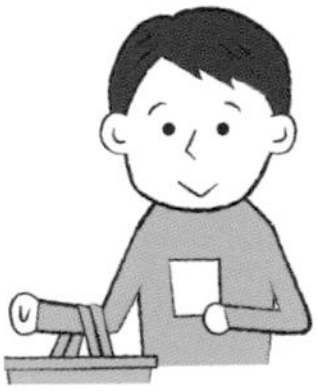

採買之前事先將缺少的食材寫下來，採買時就只買筆記上的這些。要有堅強的意志，筆記以外的東西不管多便宜都不要買。

④不要在家裡囤放食物

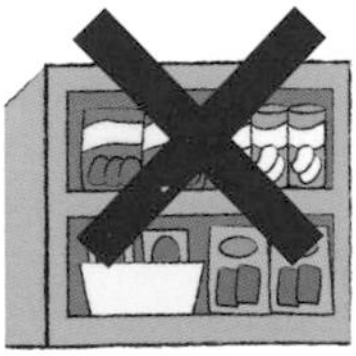

零食和杯麵等食物都會讓人覺得「總有一天會吃掉」，所以會趁便宜時買起來，接著放在家裡只要看到就會想吃。要戒掉這種囤貨的習慣。

行為療法 - 3

吃快、吃多都是胃部的肥胖訓練

＼KeyPoint／

- ☑ 囫圇吞棗NG！吃一口咀嚼30下，才能獲得正常的飽足感
- ☑ 大碗NG！請用一人份的小碗盛裝
- ☑ 勿忘八分滿

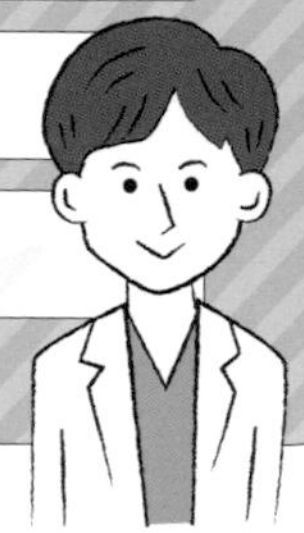

肥胖的預防及治療，
不僅要注意飲食的品質，
分量的拿捏也很重要！

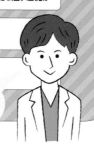

吃太快會把胃撐大！

我們經常聽到吃太快或吃太多會容易胖，這是為什麼呢？

感到飽足感之前

吃下食物
↓
血糖值上升
↓
刺激飽食中樞

需要花費15～20分鐘

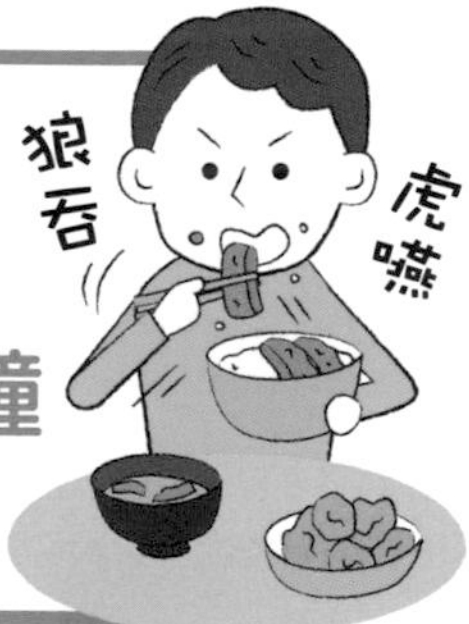

狼吞
虎嚥

吃太快（在不到20分鐘內快速吃完）的話

會在飽食中樞開始作用之前吃進必要以上的食物。

↳ 反覆上述的過程會使**胃部變大**，變成不吃很多就無法滿足的體質。

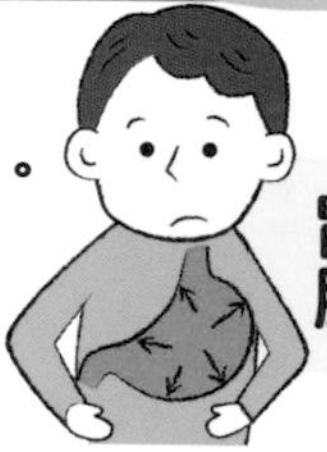

胃部
肥大化!!

胃部的大小與肥胖之間的關係

筆者作為減重專科醫師的同時，也是內視鏡專科醫師，所以看過很多病人的胃。肥胖的病患大多有胃部變大的問題。或許就是因為沒有充分地咀嚼，很快地將食物吞下，在短時間內吃快、吃多的關係。

吃完飯後血糖值會上升，大腦的飽食中樞也會對身體下達「不需要再吃了」的指令。這個作用大約會在開始進食後十五至二十分鐘才開始，所以吃太快的人在感覺到吃飽之前就會吃進過多的食物。

像這樣反覆千百次地吃快、吃多，會讓胃部變大，讓人變成能夠吃很多的體質。簡直就是「胃部的肥胖訓練」。因擔心「浪費」而勉強吃下多餘的食材也會有相同的結果。身體並不是垃圾桶，有時也要有丟棄食材的勇氣。最後要記得「一口咀嚼三十下」、「一餐花二十分鐘以上」、「每餐只吃八分飽」等重點。

防止食量變大，就要戒掉吃快的習慣！

❶專心用餐

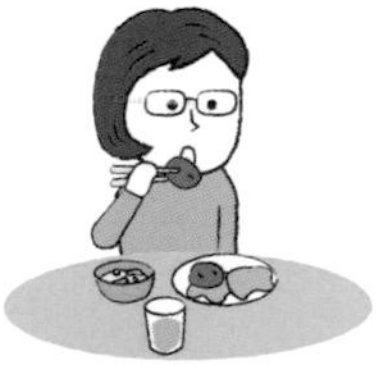

不要「邊吃邊做別的事」，用餐時要專心注意自己吃了什麼，吃了多少。

❷注意時間

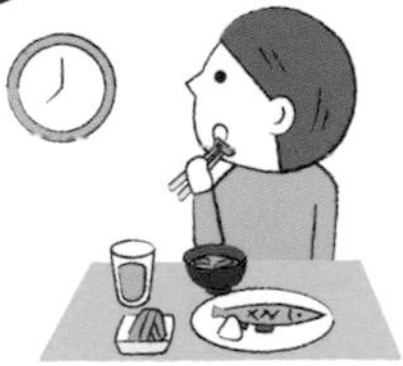

把時鐘放在看的到的地方，開始用餐的時候看一下時間，防止自己吃太快。

❸一口咀嚼30下

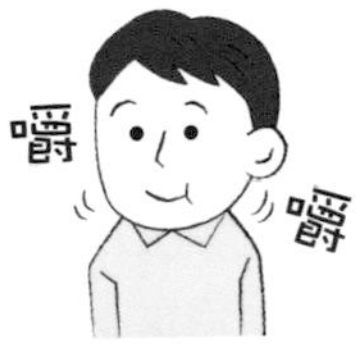

吃一口咀嚼30下以上。這樣用餐自然就會花費較多時間，可以防止吃太快。

結果

可以感覺到飽足感

慢慢吃東西可以讓飽食中樞正常地受到刺激，想吃東西的感覺也會減少，達到減少進食量的結果。

保持只吃八分飽的習慣

漸漸了解對自己而言怎樣是適量的，只要能實踐吃到八分飽的習慣，就能擺脫讓人變胖的用餐方式。

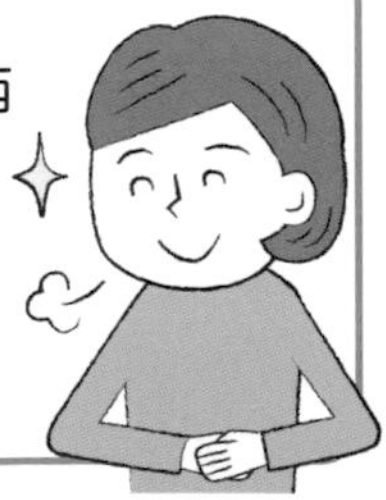

行為療法－4

想想真正必要的飲食吧！

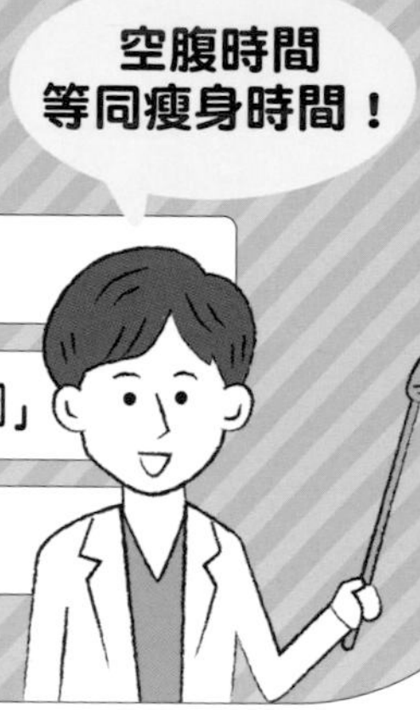

＼KeyPoint／

☑ 了解自己何時進食

☑ 每次進食之後血糖值上升都有可能成為「肥胖及糖尿病的原因」

☑ 不要無意識地進食！

一天吃五餐會發生什麼事呢？

以早、中、晚三餐，加上上午和下午的點心為例。這樣做會在每次進食的時候讓血糖值上升，晚餐之後會是血糖值最高的狀態。這就是造成肥胖的原因。

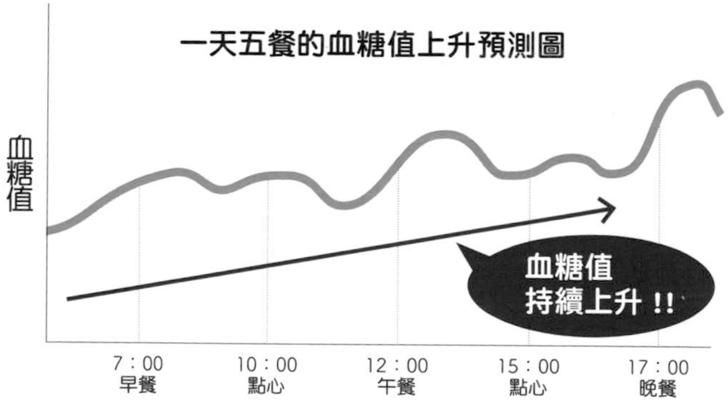

血糖值持續在高點的狀態會……

↳ 身體會不斷分泌肥胖荷爾蒙，也就是胰島素。最後導致脂肪無法燃燒，就會成為肥胖的原因。

配合活動量進行飲食

各位在一天之中會吃幾次食物呢？早、中、晚的正餐再加上早上十點和下午三點或是晚餐後的點心等，一天大概會吃五到六次吧。

消化食物明明需要三到四小時，為什麼吃了三餐還會覺得餓呢？這和血糖值有密切的關聯。進食之後三十分鐘血糖值會達到高峰，接著花費兩小時下降。餐後兩小時，明明胃中還有食物，卻因為血糖值反應「現在是空腹」，就繼續吃零食，導致血糖值一直維持在高點，身體利用攝取的醣類進行活動，整天都沒有燃燒脂肪，最後就會變胖。

那麼，是不是要規律地一天三餐才是正確的呢？筆者認為活動量不大的人，一天兩餐甚至一天一餐都可以。不要無意識地進食，依據自己的活動量決定用餐的次數、時間點和分量是很重要的。

切記「不要無意識地進食」

不知道為什麼到了中午12點大家就會準備吃午餐，大家是不是都會這樣，在固定的時間用餐呢？明明肚子不餓，不需要勉強自己吃東西。我們一起來修正自己的吃飯時間和次數吧。

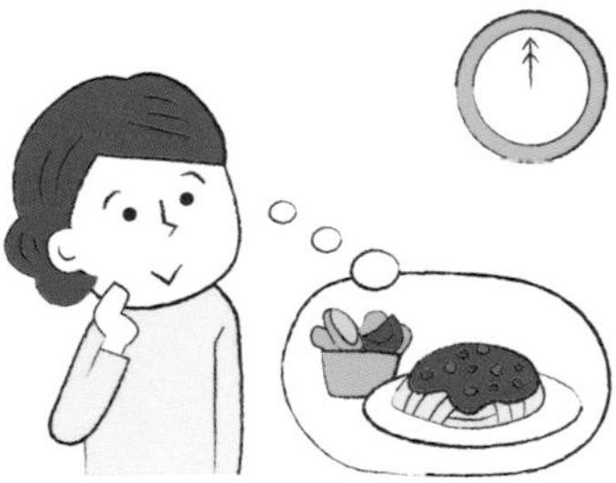

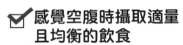

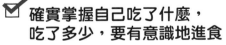

- ☑ 感覺空腹時攝取適量且均衡的飲食
- ☑ 確實掌握自己吃了什麼，吃了多少，要有意識地進食

一天一餐也要注意！

當活動量貧乏時，一天只吃一餐也沒關係。但是在這一餐之中吃太多也是NG的。就結果來說，大食量就是形成肥胖的原因。而且，在一餐之中大量進食，會對消化器官造成負擔。

行為療法－5

傍晚開始斷醣！睡前三小時不要吃東西

＼KeyPoint／

- ☑ 晚餐的醣類是體脂肪增加的原因！
- ☑ 晚餐後三小時以內就寢會造成逆流性食道炎
- ☑ 晚餐只吃八分飽，宵夜絕對不考慮

睡前吃東西會變胖的原因

下班回家時間晚了，吃晚餐的時間當然也會往後延遲。
但是，晚餐之後馬上睡覺會使人變胖。

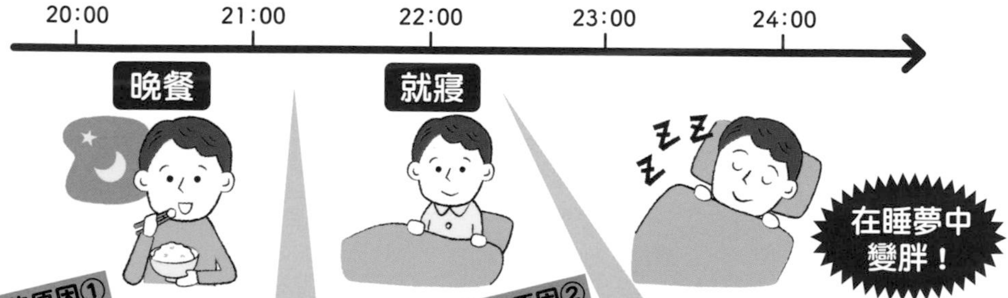
20:00
21:00
22:00
23:00
24:00
晚餐
就寢
在睡夢中變胖！

變胖的原因①

無法消耗吃下去的分量

晚餐之後的活動頂多是洗澡而已，這樣一來晚餐吃進的熱量（尤其是醣類）就無法被消耗，睡眠中也無法消耗。最後的結果，就是全部直接變成脂肪。

＋

變胖的原因②

容易變胖的蛋白質增加

從傍晚開始到夜裡，有種名為Bmall的蛋白質會增加，這種蛋白質會將脂肪囤積在脂肪細胞中。Bmall會在晚上十點之後激增，將睡前沒有消耗完的熱量都囤積在體內。

晚餐後到早餐前的機會

各位在早、中、晚餐之中，哪一餐的分量是最多的呢？大多都是晚餐吧。

事實上，晚餐後到早餐前這段時間的活動量比白天少，幾乎所有人都沒辦法將這段時間攝取的熱量消耗完畢。如此一來，剩餘的熱量（特別是醣類）就會轉化成為體脂肪。

此外，餐後三到四小時之內，胃中的食物還沒被消化，晚餐後三小時內就寢會使食物從食道中逆流而出。特別是肥胖的人因為腹壓較高，多數會併發逆流性食道炎。

通常晚餐到隔天早餐的這段時間，因為斷食時間長，是一天之中最容易燃燒體脂肪的時間帶。而且，睡眠中不會感覺到食慾，是有利於減醣的絕佳時機。

從各種觀點來看，筆者建議大家晚餐要盡量減少醣類的攝取，並在睡前三小時以前完成用餐，並且只吃八分飽。當然，宵夜就不用討論了。

傍晚到就寢為止的理想安排

就寢時間大致上固定的話，就可以由此往前推算晚餐的時間。
此外，傍晚以後盡量避免攝取醣類也很重要。

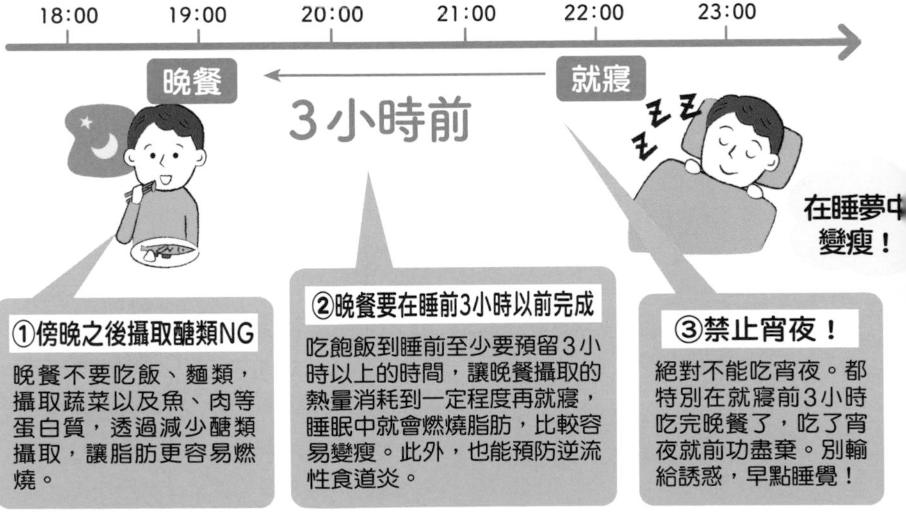
18:00
19:00
20:00
21:00
22:00
23:00
晚餐
就寢
3小時前
在睡夢中變瘦！

①傍晚之後攝取醣類NG

晚餐不要吃飯、麵類，攝取蔬菜以及魚、肉等蛋白質，透過減少醣類攝取，讓脂肪更容易燃燒。

②晚餐要在睡前3小時以前完成

吃飽飯到睡前至少要預留3小時以上的時間，讓晚餐攝取的熱量消耗到一定程度再就寢，睡眠中就會燃燒脂肪，比較容易變瘦。此外，也能預防逆流性食道炎。

③禁止宵夜！

絕對不能吃宵夜。都特別在就寢前3小時吃完晚餐了，吃了宵夜就前功盡棄。別輸給誘惑，早點睡覺！

行為療法－6

將自己的身體數值「視覺化」！

＼KeyPoint／

- ☑ 透過「視覺化」掌握自己的身體數值
- ☑ 記錄飲食，確認一天的醣類攝取量
- ☑ 分析體重增減的原因就能研擬對策！

讓「視覺化」變成習慣的想法

為了經常意識到體重及醣類量，進行紀錄是非常重要的。以下介紹幾個習慣養成的方法。

❶首先要列出需要的東西

將體重計埋藏在櫥櫃深處的人，趕快把它拿出來吧。要確認醣類攝取量，就需要把食品的含醣量記錄起來，用來紀錄的筆記本也可以購入囉。

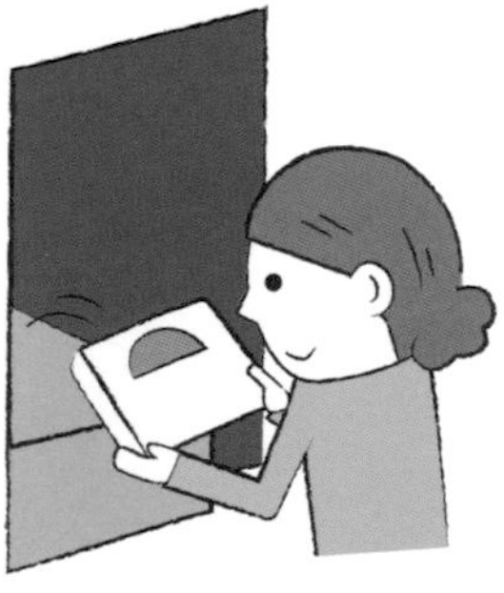

❷記錄體重及飲食內容

將體重變化及飲食內容記錄下來（活用P126、127）。將每天的變化變成可見的圖表，藉以維持動力。使用手機應用程式記錄也可以哦。

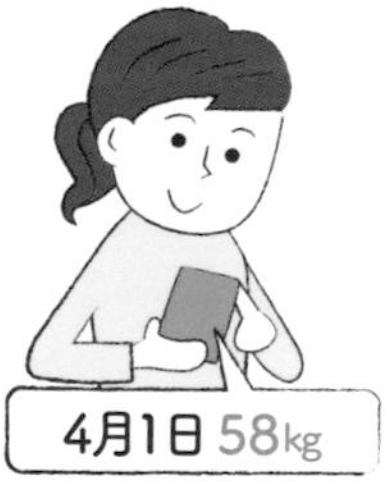

❸放在看得見的地方時時提醒自己

將體重計及醣類相關書籍、紀錄表等放在客廳或寢室等可以看見的地方，經常提醒自己。

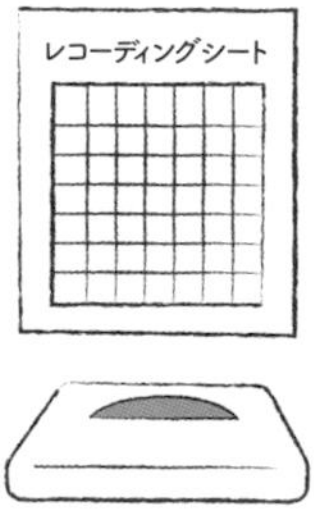

實際感受醣類與體重、血糖值之間的關係

為了成功減重，將各種身體數值「視覺化」相當重要。首先，從確認自己的體重開始吧。具體的方式是將一天測量兩次的體重製作成圖表，有聚餐等活動時也記錄起來，就能分析體重增減的原因。根據每天的體重變化，便能研擬相應的對策。如此一來就能掌握如「有聚餐就會變胖」、「吃甜點的隔天體重就會增加」這類的傾向。

飲食紀錄也相當有效。透過記錄飲食可以確認含醣量，並算出一天的醣類攝取量。相較於卡路里的確認要來的簡單，若發現攝取醣類隔天體重就會增加，就能實際感覺到體重增減受到醣的影響。筆者也很推薦記錄餐後一小時測量的血糖值（→P138）。這樣就可以了解吃什麼會讓血糖值上升，什麼不會讓血糖上升，在體重以外也能感受到減醣的效果。

「體重、飲食紀錄表」的寫法

利用P126、127的「體重、飲食紀錄表」來記錄每天的飲食及體重吧。

週數　4／1　（月）～4／7　（日）　　下個月的目標體重　86　kg

日期	4／1	4／2	4／3	4／4	4／5	4／6	4／7
體重(kg) ● 早上	89.6	88.6	88.3	88.0	89.0	88.3	87.0
體重(kg) ■ 晚上	90.0	89.7	89.0	89.5	89.3	88.5	87.5
目前體重	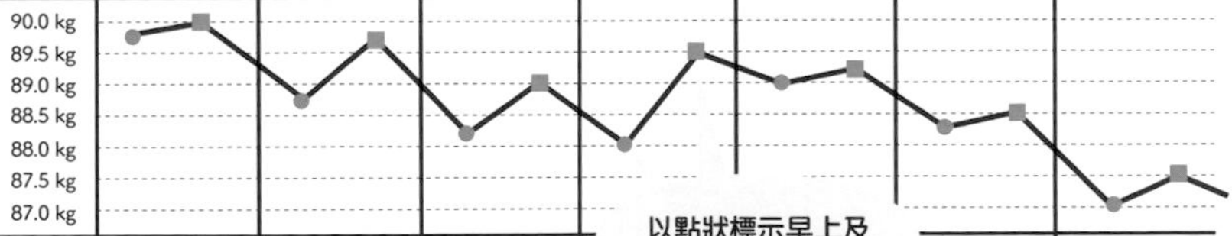						
早餐內容（7：00）	荷包蛋 沙拉 優格 咖啡						
1餐的醣類量(g)	9.2						
午餐內容（13：00）	煎雞排 白飯 海鮮沙拉 義式蔬菜湯						
1餐的醣類量(g)	50.7						
晚餐內容（19：00）	綜合生魚片 鹿尾菜燉煮 青花菜拌胡麻醬 味噌湯						
1餐的醣類量(g)	15						
1天的醣類量(g)	74.9						
備註	午餐：外食（複合式餐廳）			聚餐			

以點狀標示早上及晚上的體重

盡可能地詳細記錄

有活動一定要記錄下來哦！

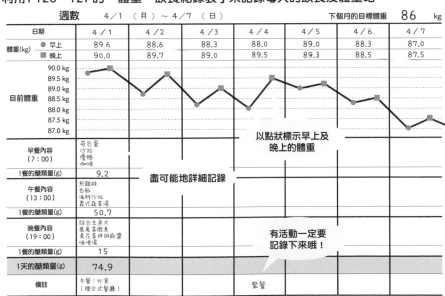

週數　／　（　）～　／　（　）　下個月的目標體重　　kg

日期	／	／	／	／	／	／	／
體重(kg) 早上							
體重(kg) 晚上							
kg							
kg							
kg							
kg							
kg							
kg							
kg							
早餐內容 （　：　）							
1餐的醣類量(g)							
午餐內容 （　：　）							
1餐的醣類量(g)							
晚餐內容 （　：　）							
1餐的醣類量(g)							
點心內容 （　：　）							
1餐的醣類量(g)							
1天的醣類量(g)							
備註							

體重、飲食紀錄表

週數　　／　（　）～　／　（　）　　下個月的目標體重　　　　kg

日期	／	／	／	／	／	／	／
體重(kg) 早上							
體重(kg) 晚上							
kg							
kg							
kg							
kg							
kg							
kg							
kg							
早餐內容 (　:　)							
1餐的醣類量(g)							
午餐內容 (　:　)							
1餐的醣類量(g)							
晚餐內容 (　:　)							
1餐的醣類量(g)							
點心內容 (　:　)							
1餐的醣類量(g)							
1天的醣類量(g)							
備註							

※體重每天量2次，早、晚各1次，要在相同時間點測量。紀錄方式參照P125。
※請複印下來使用。輸出尺寸為B4的話，放大倍率為120%，A3則放大倍率為140%。

行為療法 -7

增加肌肉 打造不復胖體質

\ KeyPoint /

☑ 餐後的有氧運動有降血糖的作用

☑ 建議透過無氧運動（肌力運動）來改善體質

☑ 只靠運動變瘦是有困難的，可和減醣飲食併行

有氧運動能抑制血糖值上升

有氧運動是……

- 感覺有點辛苦且持續長時間的運動。
- 健走、慢跑、騎腳踏車、有氧舞蹈、游泳、跳繩等。

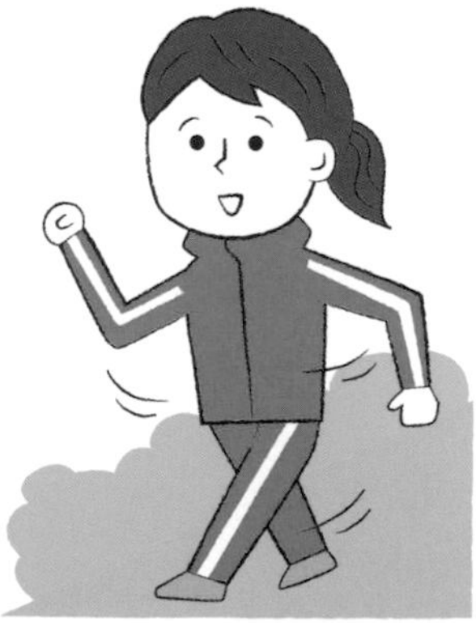

效果

餐後的有氧運動可以使醣類被肌肉吸收使用，因此具有抑制血糖值上升的作用。

■有氧運動的消耗熱量
（以體重60kg的人為例）

普通步行10分鐘	20kcal
游泳10分鐘	75kcal
腳踏車20分鐘	65kcal
網球20分鐘	125kcal
高爾夫球60分鐘	155kcal
輕微慢跑30分鐘	155kcal

打造健康的身體活動基準2013（厚生勞動省）

有效的運動種類及時機

血糖值在餐後三十至六十分鐘會上升。在這個時間點進行有氧運動，可以讓肌肉吸收血液中的醣類（葡萄糖）作為能量，並抑制胰島素分泌。但是，多數的狀況是運動量比起需要消耗的熱量還少，實際上很難維持下去。因此，在減重方面，減醣飲食比起運動還是更加有效。

不過，透過減醣飲食成功減重之後，以不復胖為目的透過無氧運動（肌力訓練）改善體質效果也非常好。因為大多數肥胖的人肌肉量都非常少。攝取醣類之後，會在體內代謝為葡萄糖，沒有使用到的部分就會貯藏在肝臟及肌肉中，而能夠貯存的量也是有極限的，多餘的部分就會被運送到脂肪組織，形成脂肪。也就是說，增加肌肉就等於增加了吸收糖的地方，進而變成不易囤積體脂肪的體質。

透過無氧運動打造不復胖體質

無氧運動是……

- 在短時間內進行感到負荷的運動。
- 肌力訓練（深蹲、啞鈴負重、腹肌、伏地挺身等）、短跑等

效果

增加肌肉不但可以讓身體變成不易讓醣類蓄積成為體脂肪的體質，還可以提升基礎代謝。

↓

成為不容易變胖的體質

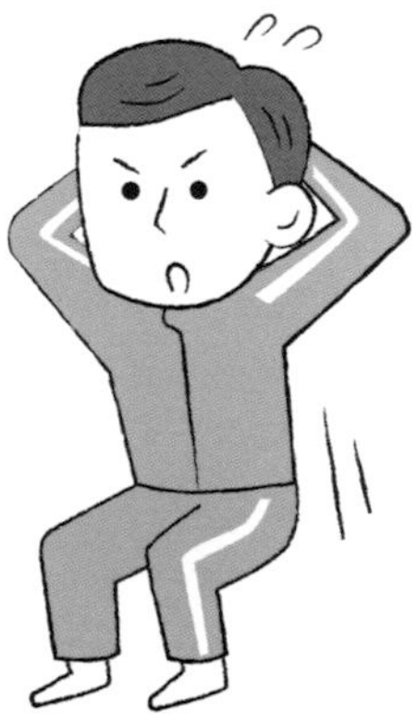

搭配有氧運動效果更好!!

變成不易增加脂肪的體質

前川醫師來示範！肌力訓練

透過增加肌肉量，打造不易復胖的體質吧！

鍛鍊大肌群，醫生最推薦的肌力訓練

後跨弓步蹲

次數：左右來回10次×3組

等級：一般

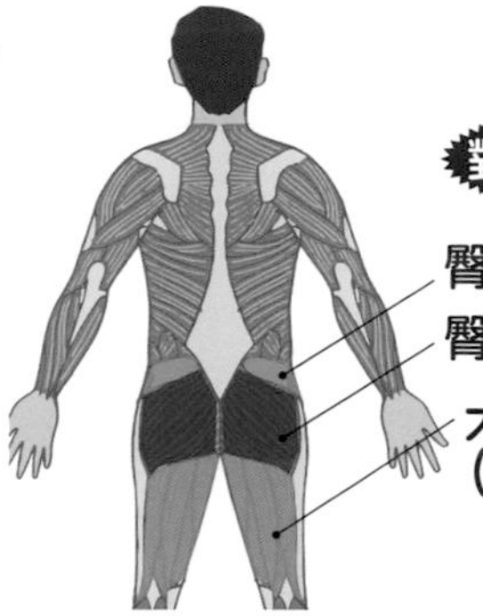

1 腳張開與腰同寬，雙手叉腰，站直。右腳往後退一步。

2 維持向前的姿勢，腰部往正下方移動。重心放在前腳腳跟，往後伸的那隻腳不要承重。慢慢回到 1 的姿勢，另一邊也是同樣的方式。

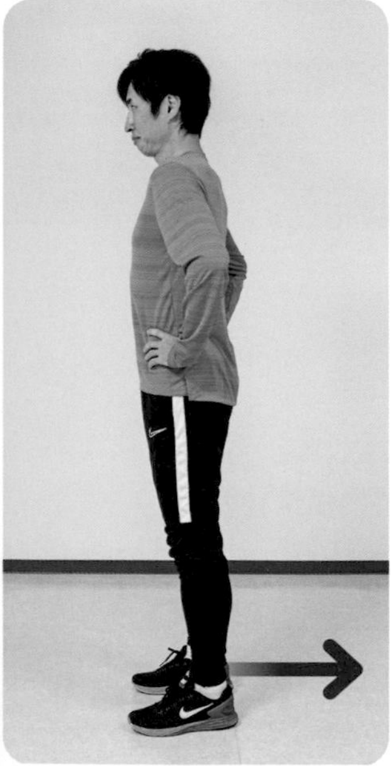

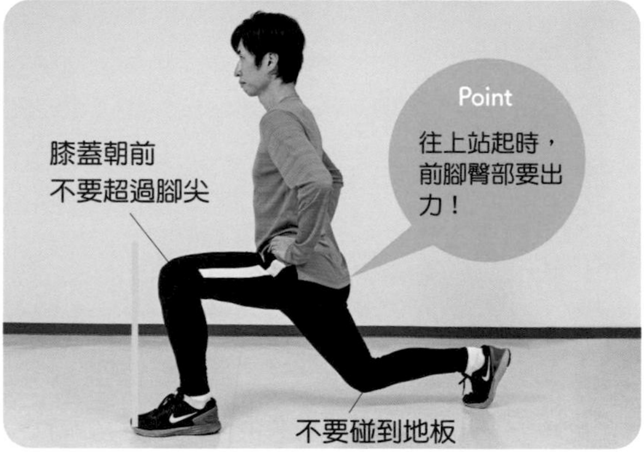

簡易姿勢

手扶著椅背，比較容易維持平衡。膝蓋會痛的人在不勉強的範圍內活動即可。

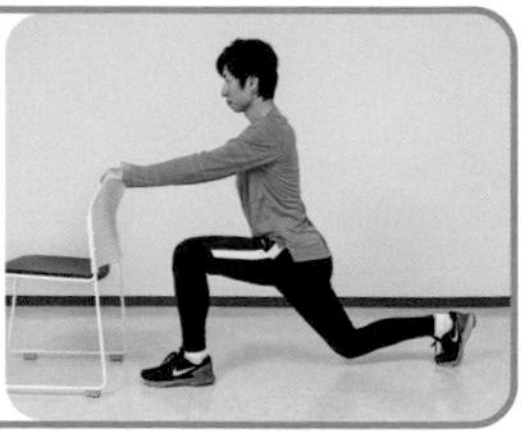

練習課程影片

P.130 ～ 135所記載的訓練動作皆在YouTube上公開。可以藉由影片確認自己的動作正確與否。請由右邊的QR CODE或下方的網址收看。

https://www.seitosha.co.jp/toshitsu3109.html

※影片服務有可能無預告停止

減輕膝蓋負擔的同時 也能鍛鍊臀部及大腿內側！

寬距深蹲

次數：10次×3組

等級：一般

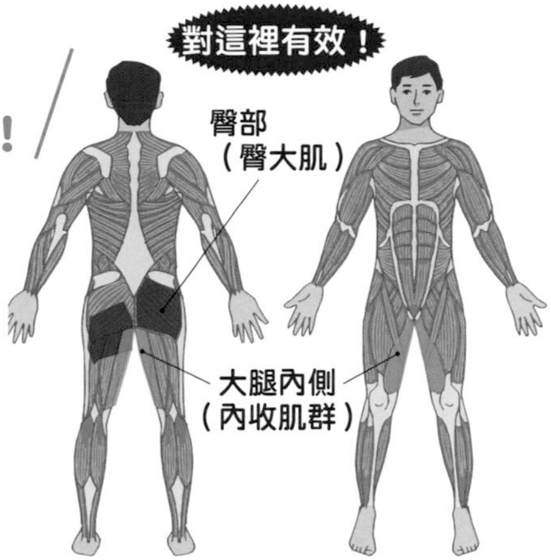

1 雙腳張開至比肩還寬的程度，雙腳腳尖稍微朝外（45°）。雙手在胸前交叉。

2 維持挺胸姿勢，臀部向後坐，膝蓋朝外，上半身下沉。維持上半身的姿勢，3秒後回到原本的姿勢。

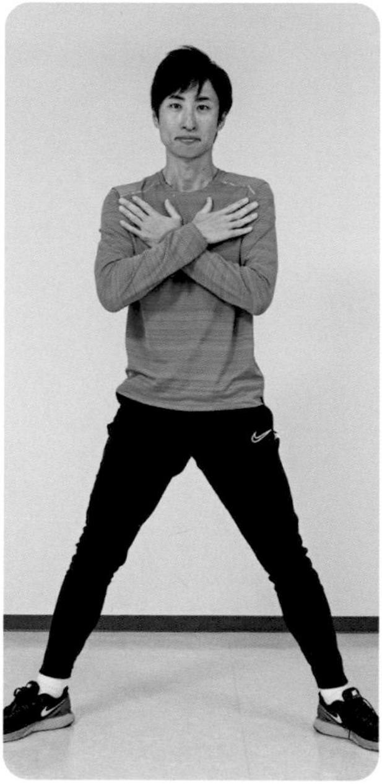

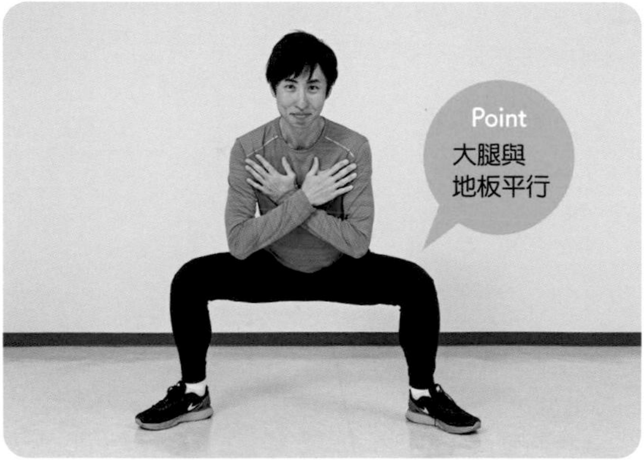

NG
膝蓋向內夾，駝背！

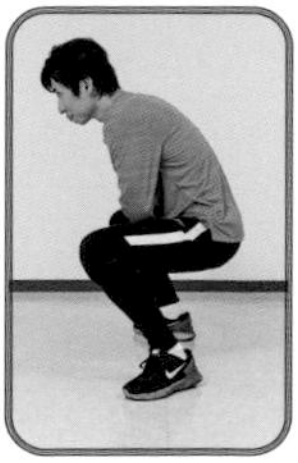

OK

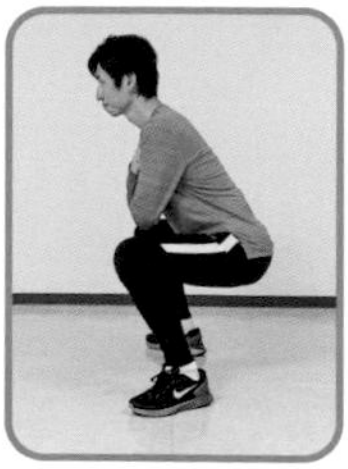

集中鍛鍊側腹及下腹！

在椅子上旋轉手肘碰膝蓋

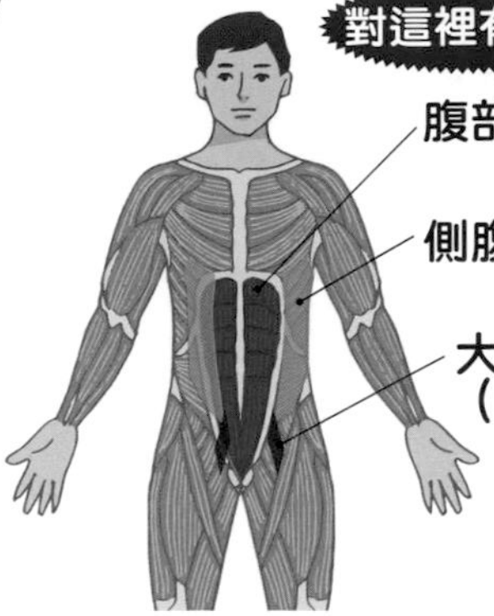

次數：左右來回10次×3組
等級：簡單

1 椅子不要坐到底，雙手在胸前交叉。

2 上半身向右旋轉，抬起右膝，右膝和左手肘互碰。

3 回到1的姿勢，上半身向左旋轉，抬起左膝，以左膝和右手肘互碰。

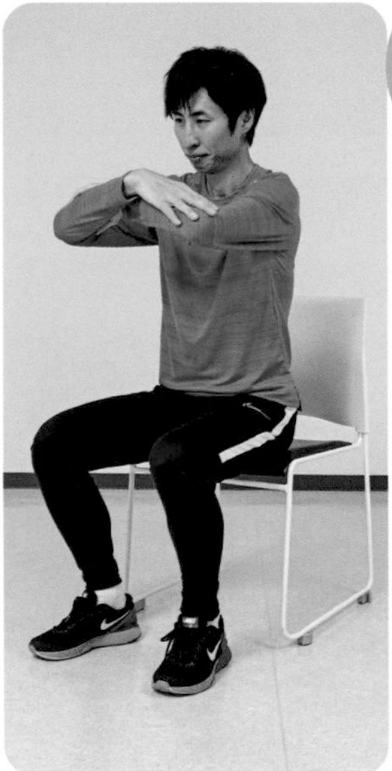

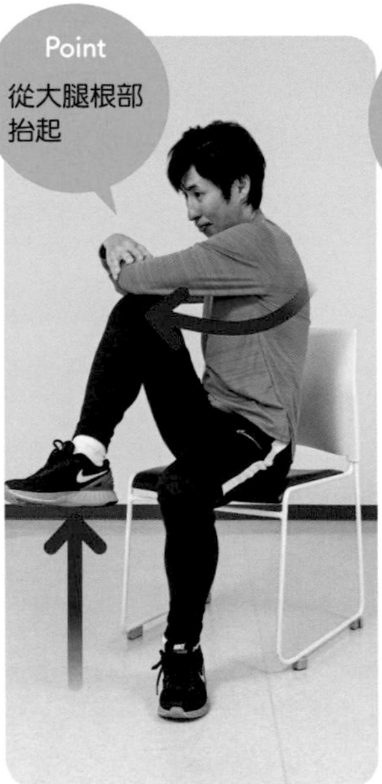

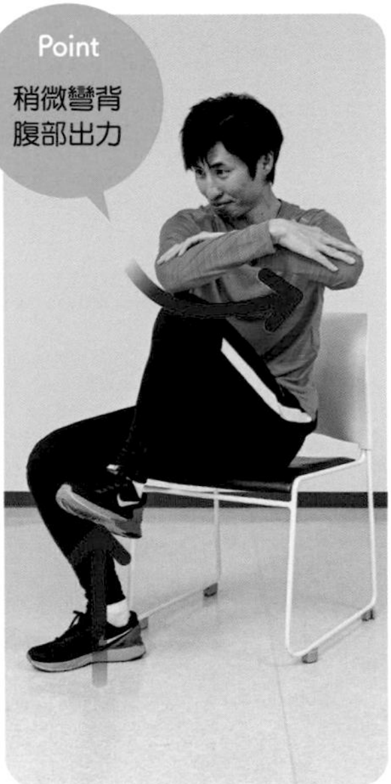

＼鍛鍊胸部的大肌群！／

平臥啞鈴飛鳥

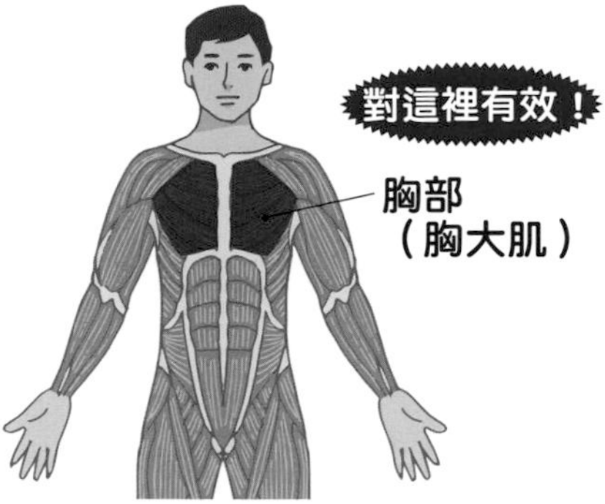

次數：15次×3組

等級：簡單

1 雙手握著啞鈴，仰躺在地上。肩膀不要往上抬，肩胛骨夾緊，挺胸。手舉高，手心朝內，手臂向內側收合，在胸部正上方做好準備。

2 在挺胸的狀態下，一邊吸氣，一邊在3秒內將手臂張開到快要碰地。感覺到胸部伸展之後，繼續感受胸部的肌肉大約3秒，再回到1的狀態。

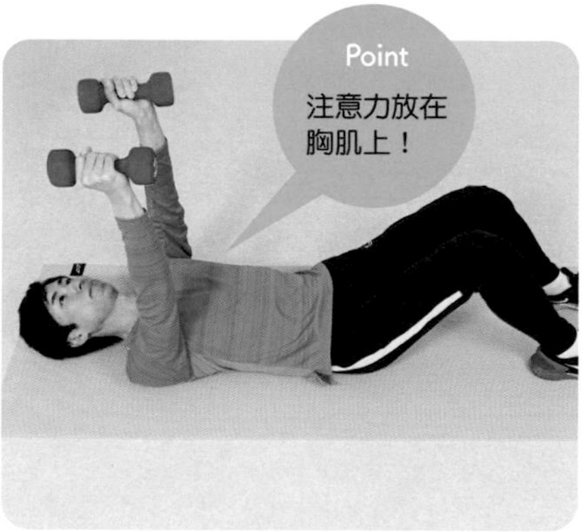

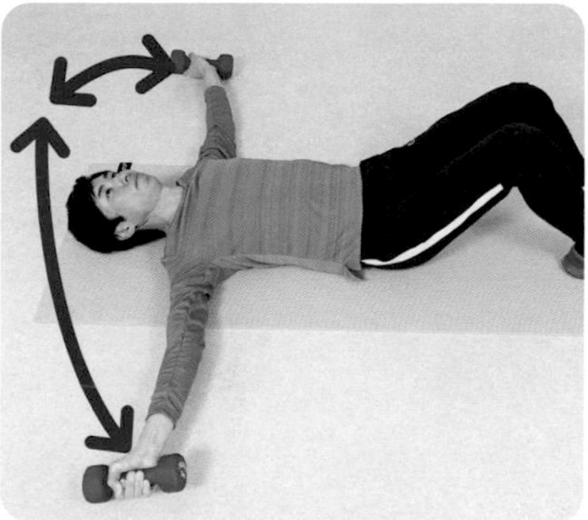

前川醫師的建議

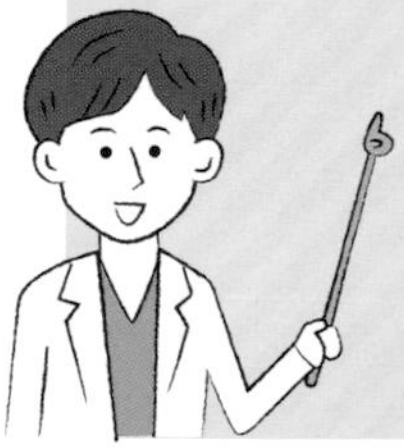

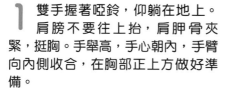

每週2～3次，從2種運動開始就OK！

多數有肥胖問題的人肌肉量都較少，所以一開始不用勉強，循序漸進地增加次數就好囉。

不要閉氣，自然地進行

人在用力時常常會不自覺地閉氣。記得不要閉氣，一邊活動，一邊讓身體獲取充足的氧氣。

鍛鍊背部的大肌群！

啞鈴划船

次數：左右各15次×3組
等級：簡單

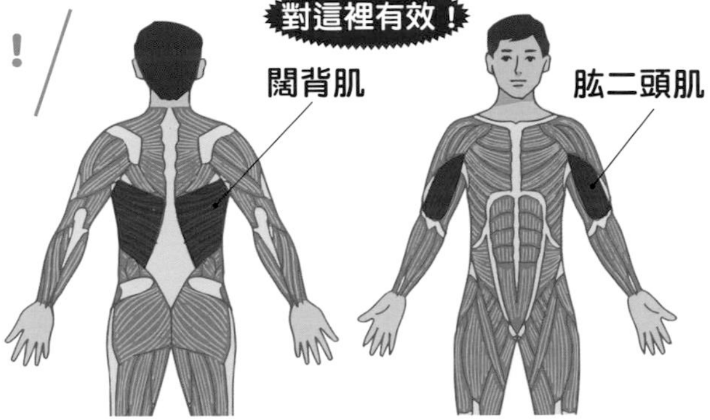

1 左手拿啞鈴，右手扶著椅背。左腳稍微往外側斜後伸，上半身往前傾，呈預備動作。

2 眼睛向前看，不要駝背，啞鈴往側腹斜上提起，讓背闊肌充分地收縮。慢慢回到原本的位置。另一邊也是同樣的方法。

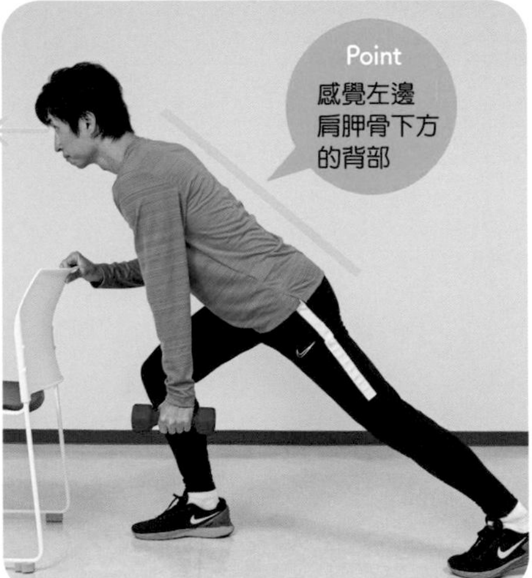
Point
感覺左邊
肩胛骨下方
的背部

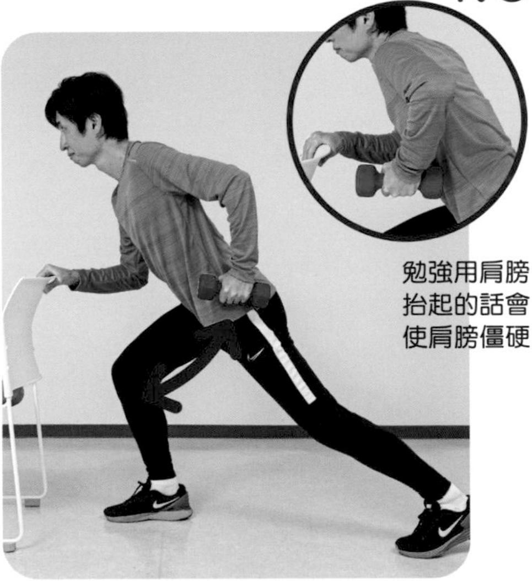
NG
勉強用肩膀
抬起的話會
使肩膀僵硬

燃燒脂肪
刺激棕色脂肪細胞！

肩旋轉棒式

次數：左右來回10次×3組

等級：困難

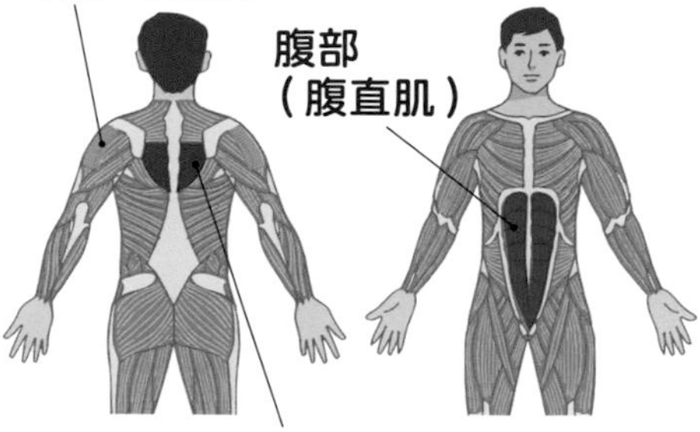

1 雙肘和腳尖碰地，張開與腰部同寬。腹部用力，維持上半身筆直伸展的動作（棒式，Plank）。

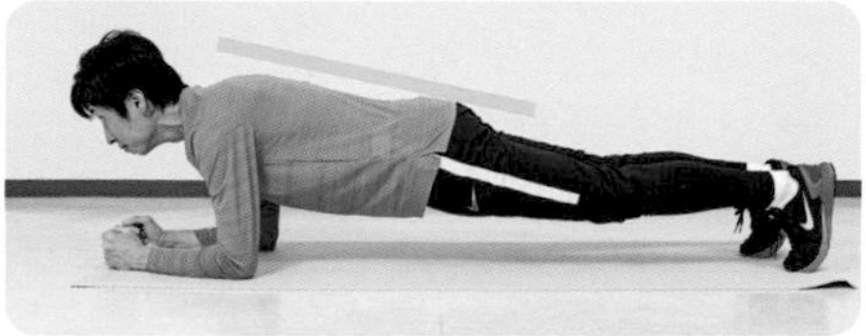

2 保持1的姿勢，左手肘朝天花板地方向舉高，穩定中軸，旋轉身體，肩胛骨靠攏。

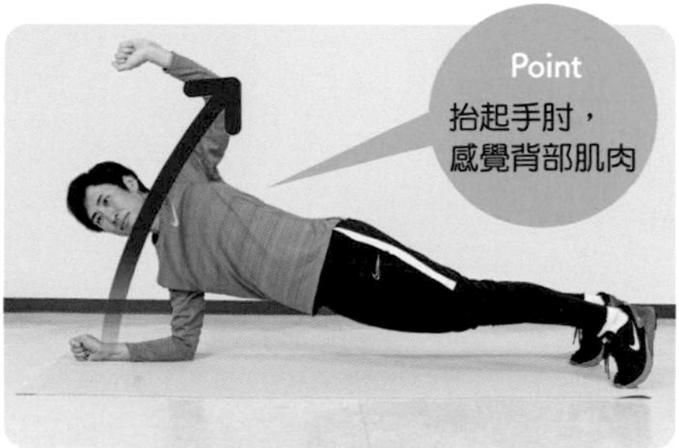

3 慢慢地回到1的姿勢，另一邊也是同樣的動作。

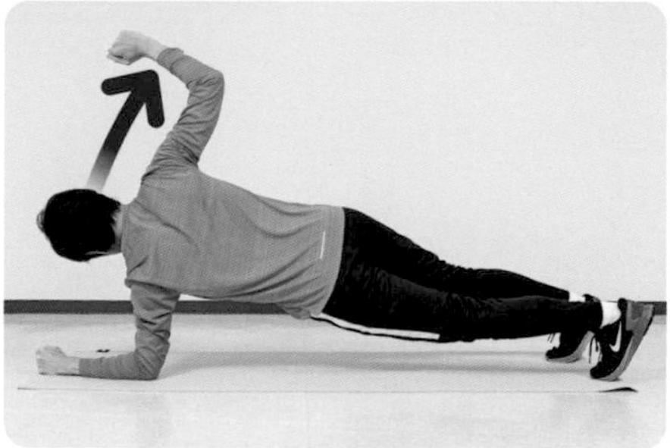

簡易姿勢

肌力不足時可以站著做。雙肘撐在牆壁上，雙腳稍微與牆面拉開距離，讓手腕承受身體的重量。將其中一邊的手肘向正後方抬起，旋轉身體，肩胛骨靠攏。

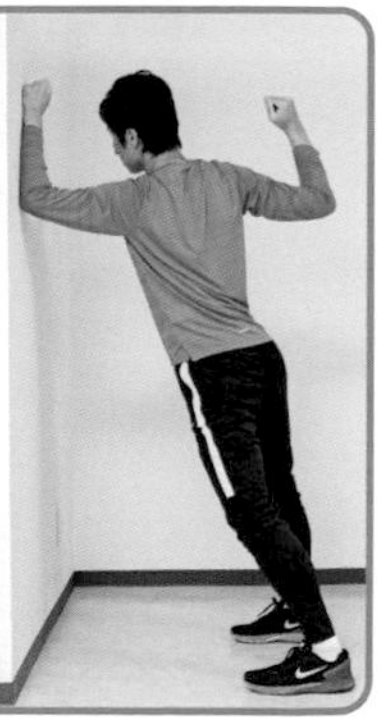

行為療法 -8

減醣成功的祕訣！

\ KeyPoint /

- ☑ 激烈的醣類限制會相對導致低血糖
- ☑ 身體感覺不適就要放慢步調
- ☑ 醫師的建議及朋友、家人的理解都很重要

保重身體，一開始不要過度努力

厲行減醣容易陷入以下狀態

營養不足

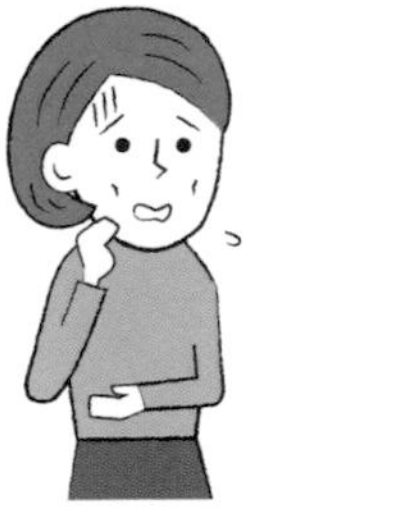

太過在意醣類，突然開始實行完全斷醣的飲食生活，導致原本應該攝取的蛋白質、維生素、鈣質等其他營養素都可能會有不足的情況。蛋白質可以透過魚、肉、黃豆製品攝取，維生素則是透過蔬菜，鈣質可由小魚乾中積極地攝取。

血糖值急遽下降

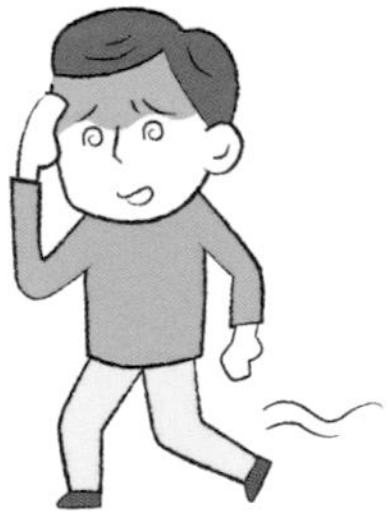

急遽的減醣會帶來倦怠感、頭痛等症狀，也是造成身體不適的原因。就像第3章提到的，剛開始減醣切記不要勉強自己。

減醣路上需要同伴和啦啦隊

減醣飲食要持續下去才有意義，但是過程中總是會有感到挫折的時候。其中一種情況是突然進行極端的減醣，導致身體無法適應。實行減醣時，血糖值會比平常還低，容易造成脂質代謝不順、因熱量不足而感到全身倦怠、暈眩等身體不適的狀況。恢復減醣前的飲食就能恢復體力，不過這樣就前功盡棄了。建議以階段性的方式進行減醣。

另一個情況是，無法戰勝眼前的誘惑，最後還是攝取了醣類。希望各位能認知到，健康和工作及其他各種事物都是同等珍貴的。想要持續下去，就要設立一個健康方面的目標，請醫師協助管理。還有，一個人會感到孤單，容易輸給誘惑，請找一些可以互相支持的同伴吧。獲得家人、職場及朋友的理解也很重要。

能夠持續下去的減醣生活

為了讓減醣飲食生活能持續進行，該注意哪些重點呢？

不小心攝取過量醣類時是可以調整的

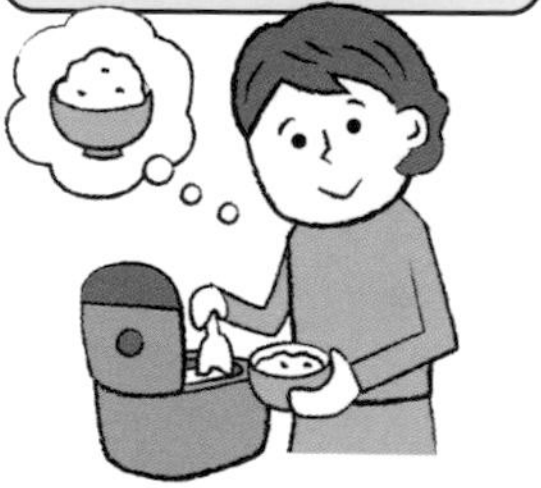

實行減醣飲食的時候，可能會有不小心多吃了一點醣類的日子。這種時候只要將前後的飲食含醣量平均地減少就可以了。

無論如何都想吃的話就吃一點吧

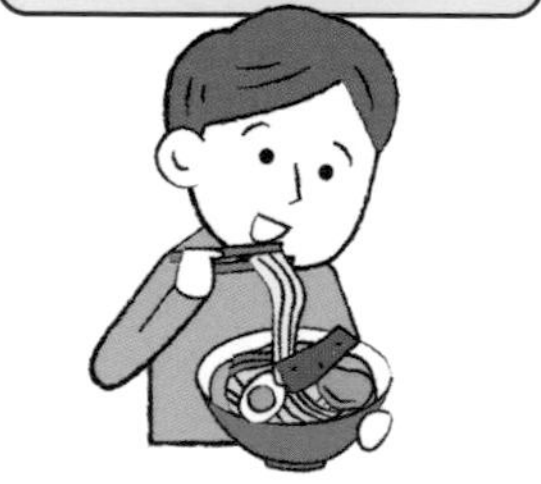

一直忍耐也會累積壓力。如果有想吃的東西可以只吃那樣東西就好，注意別攝取過量。當然，還是不能讓這樣的行為變成習慣。

讓同伴及家人為自己加油

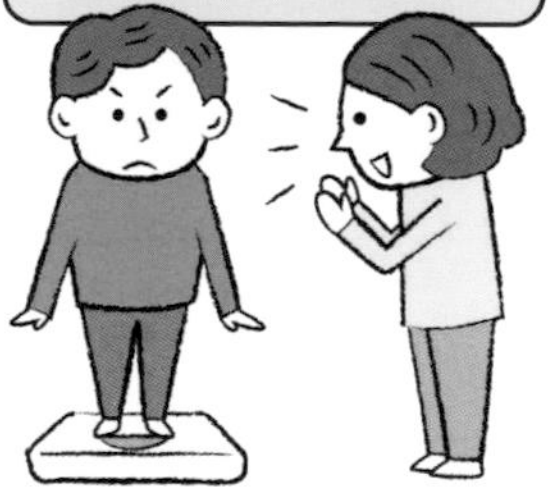

和有相同目標的減重同伴互相鼓勵以及家人的支持，都能成為長期持續的動力。請門診醫師協助定期管理也是個有效的辦法。

一起來測量血糖值吧！

**充分了解醣類之後，也要開始關心自己的血糖值。
建議使用血糖機測量血糖值。**

在家測量血糖值，就能了解食品含醣量與血糖值之間的關係，也能實際感受到減醣飲食不只對體重有效果。現在市面上有在販售可以自行進行簡單採血的血糖機。請各位一定要買來試試看。

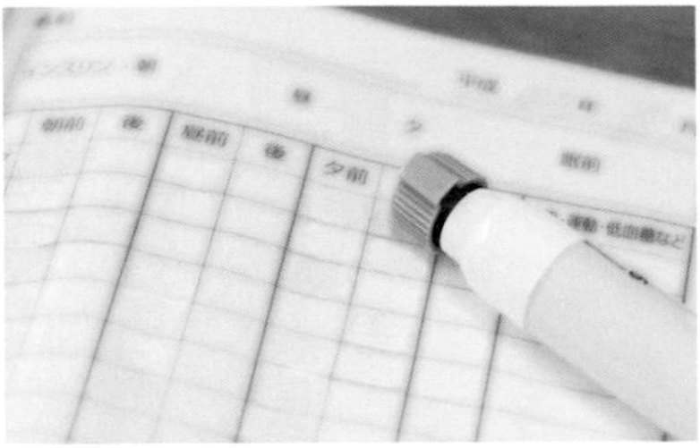

測量血糖值能知道的事

1）餐後血糖值

- **「什麼樣的飲食會讓血糖值上升？」**
- **「什麼樣的飲食不會讓血糖值上升？」**

空腹血糖值	100mg/dL以下為正常
餐後1小時的血糖值	180mg/dL以下為正常
餐後2小時的血糖值	140mg/dL以下為正常

容易讓血糖值
上升的食物
就是易胖食物

2）運動後（散步30分鐘等）的血糖值

- **「做多少運動才能防止餐後血糖值上升？」**

測量血糖值的Q&A

Q 自己要如何測量血糖值呢？

A 用小針穿刺指尖或手掌，取用比米粒還小的極少量血液進行測量。最近也有一種穿戴式感測器，只要穿戴在身上，並且讓血糖機靠近，不論在什麼時間、地點，都能在數秒內測量出血糖值。這種便利的商品名稱是「FreeStyle Libre（日本亞培有限責任公司）」。想要自行測量血糖的人，請和主治醫師、藥局的藥劑師諮詢。

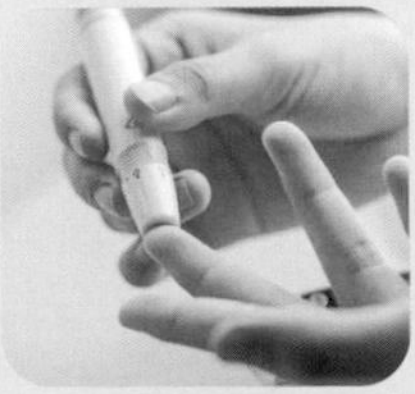

PART 5

醣類 Q&A

減醣飲食相關諮詢

Q1 實行減醣飲食不會有危險嗎？

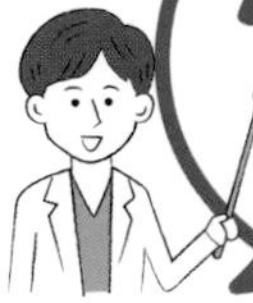

A. 均衡攝取魚、肉、黃豆製品來替代醣類就沒問題！

確實有些論文是主張「減醣飲食可能會對健康造成風險」，但是這些論文都是以天竺鼠進行研究，並使其攝取大量的脂質來補足減醣時所需的熱量，甚至有些研究的脂質就占了飲食的六成。

脂質占飲食六成是每餐都必須吃非常多的肉類才能達到的數字。攝取大量脂質的人大多都是吃太多的狀態，結果發現他們的醣類攝取量也是過量的。

此外，美國在二〇一〇年以實行減醣飲食十年以上的人為對象，進行了調查。結果發現攝取較多動物性食品的族群死亡率上升，而攝取較多植物性食品的族群死亡率則降低。也就是說，與其說減醣飲食有危險性，不如說這個調查應該只能表示單純以肉類代替醣類有其危險性。這個資訊不知道為什麼傳到日本之後，就變成長期實行減醣會有危險了。

美國在二〇一九年就將減醣飲食當作治療糖尿病的飲食療法，也因為效果最好所以被大力推薦。不過，人類原本就是雜食性動物，還是應該以魚、肉等動物性食品及黃豆及黃豆製品等植物性食品均衡搭配。

Q2 減醣飲食可以一直持續下去嗎？

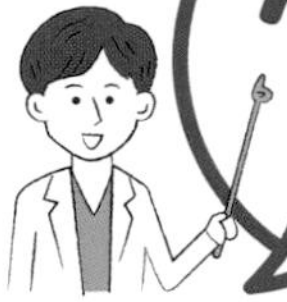

A. 持續減醣可以預防肥胖及糖尿病再次發生

只要持續正確的減醣飲食，大部分的人都能在半年至一年內減重成功。這樣一來，不但減少了內臟脂肪量，糖尿病、高血壓、高血脂症、高尿酸血症、脂肪肝等生活習慣病都有改善的傾向。一直服用生活習慣病藥物的病患，大部分都能恢復到不需要服藥的狀態。但是，回到原本的飲食生活後，體重也會跟著回來，生活習慣病也會再度復發。我們不該問要持續到什麼時候，而是要有持續一生的打算。

也會有人問「一直持續下去真的沒關係嗎？」筆者認為基本上沒問題。只要認知到醣類是配合活動量攝取的，是用來補充消耗熱量的營養素，就會覺得活動量少的現代人應該要維持減醣飲食。反倒是繼續過著充滿醣類的飲食生活，維持著肥胖及糖尿病狀態的人問題還比較嚴重。

進行減醣飲食的先驅——江部康二醫師在身為糖尿病患者的同時，也實踐了減醣飲食長達二十年以上，都沒有什麼健康方面的問題。

只要透過減醣飲食成功減重，在體重及血糖值不惡化的條件下，還是可以偶爾品嘗高醣食物當作人生樂趣。當然，前提是要有節制。

Q3 無法順利排便，還能繼續進行減醣飲食嗎？

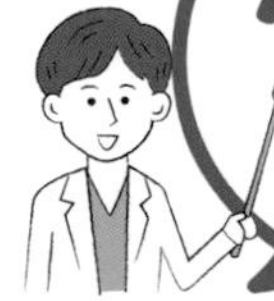

A. 腸內環境正在改變！持續進行就能使腸內環境趨於穩定。

開始進行減醣飲食後，有二至三成的人會發生便祕的症狀。原因在於伴隨著飲食生活的改變，腸道環境也會產生很大的變化。不過，數個月後，當腸內細菌習慣了飲食生活的改變，多數人的便祕狀況就能獲得改善。

還有，一直以來都是攝取大量主食（碳水化合物）的人，也會因減醣後膳食纖維不足而造成便祕。也有許多案例顯示，遇到這種情況，只要減少白飯及麵包等碳水化合物的分量，並增加青花菜、高麗菜等蔬菜及菇類的攝取量，多補充膳食纖維就能改善便祕。增加運動量，以肌力訓練（↓P130）鍛鍊腹肌也是個有效的方法。

不過原本就有便祕困擾的人，或許可能會因減醣飲食而使便祕變得更加嚴重。在腸內環境調整好之前，無法藉由增加膳食纖維的攝取量獲得改善的情況也很常見，或許可以考慮暫時性地服用便祕藥。因為減醣飲食導致便祕惡化的人請找家庭科醫師諮詢看看。

可能有人會因為便祕，就又像往常一樣開始吃白飯等碳水化合物。這樣或許能讓排便變得順暢，但是體重和血糖值也會被打回原形。

即使便祕，也不要中斷減醣，可以藉由增加膳食纖維的攝取量來解決。持之以恆對減醣來說是非常重要的。

Q4 感冒了還能進行減醣飲食嗎？

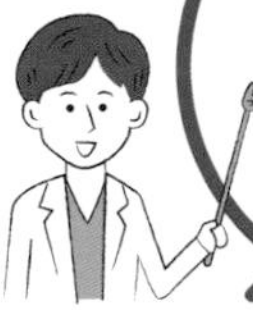

A. 生病時也要減少醣類並攝取充分的蛋白質及水分！

說到感冒或身體不適時，是不是都會吃粥或烏龍麵呢？但是，這兩種食物的含醣量都很高。先前已經再三說明，醣類是非常時期的儲糧。儘管也想說「雖然在減醣中，不過生病的時候可以吃一點」，可是很多人會以此為契機，逐漸對醣類解禁，最後導致減醣失敗。

粥和烏龍麵雖然好消化，對腸胃相當溫和，但營養成分還是偏醣類多一些。身體不舒服的時候一定要記得補充水分及蛋白質。建議可以煮些加了蛋、豆腐、白肉魚的湯品，不但易於消化，也含有豐富的蛋白質。此外，因為蔬菜的膳食纖維不易消化，少量添加即可。

探望住院患者通常都會帶水果，這和零食一樣都是容易習慣和上癮的食物。也有生病時攝取過量水果，導致體重增加的案例。

因生病而變胖聽起來很不可思議，不過這在減重門診是滿常見的現象。

正在進行減醣飲食的人，生病時還是繼續減少攝取醣類比較好。身體不適沒辦法煮食的時候，利用乳清蛋白也是一個辦法。

Q5 為什麼實行減醣飲食還是瘦不下來？

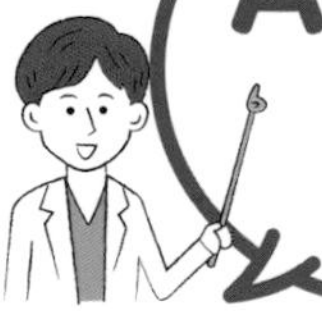

A. 是否無意間吃了零食或有便祕情形？也有可能是節儉基因的問題。

大部分的人都能透過減醣飲食成功減重，但其中也有人的減重效果不彰。可能的原因包括無意間攝取醣類的情況。比如職場上收到的零食，因為要試味道所以一點一點吃下的高醣類料理，運動中喝下的運動飲料。像這樣經常攝取醣類，就會使肥胖荷爾蒙——胰島素頻繁地分泌，導致體脂肪（尤其是內臟脂肪）無法燃燒。

此外，便祕也是減重的大敵。在重度便祕的情況下，無論多認真實踐減醣飲食都很難有成效。可以試著增加膳食纖維的分量，或是請醫師開立便祕藥處方，相信改善排便狀況和減重是有關聯的。

堅守減醣飲食，又沒有便祕問題，卻還是無法減重的人，可能是因為帶有節儉基因，具有不易消耗熱量，容易囤積脂肪的體質，約占全體人類的一成。像這種情況，除了醣類之外，攝取脂質等產生的卡路里也需要減量才行。不過連蛋白質、維生素、礦物質都減少的話可能會引起健康問題，所以有這種問題的人，建議要依循減重專科醫師的指導進行減重。

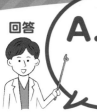

Q6 忙碌時要怎麼進行減醣飲食呢？

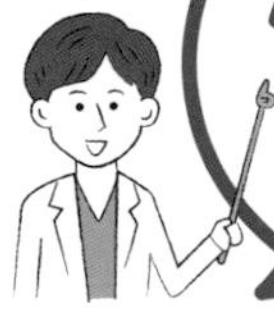

回答

A. 記住，不需要為吃而吃。以乳清蛋白替代也是一個方法。

上班前的早餐或是上班中的午餐等，經常因為沒有時間，就以香鬆拌飯＋味噌湯或麵包＋牛奶＋水果當早餐，午餐則是便利商店飯糰、三明治、甜麵包、杯麵，大多是這種方便取得但卻以醣類為主的飲食組合。

早餐及午餐要實行減醣飲食的話，極端來說，忙起來是可以不用勉強去吃的。斷食也是一種終極的減醣飲食法。可是這樣就會餓肚子，也有人擔心每天這樣會營養不良。如果還有餘裕煮食的話，可以在短時間內做些減醣料理。還請務必參考筆者監修的《10分で2品！やせる糖質オフレシピ》（暫譯：十分鐘做出兩道菜！越吃越瘦的減醣食譜）（西東社）。

沒有時間煮飯的人，建議可以用乳清蛋白替代。不僅少了醣類及脂質，又富含蛋白質，是非常優秀的減重餐，飽足感也能維持得夠久。現在市面上販售了各式各樣的乳清蛋白，但是不建議以增肌專用，缺乏飲食必要營養素的乳清蛋白當作減重餐。請以選擇作為營養補給食品販售，醣類較少又有均衡營養的種類。因為口味和成分也很多樣化，可依自己的需求挑選。

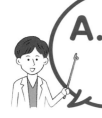

Q7 醣類攝取過量時要怎麼辦呢？

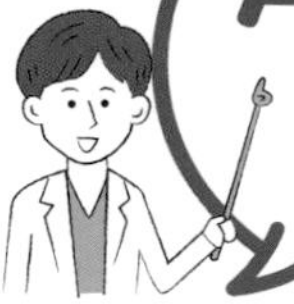

A. 醣類解禁的次數限制在一個月兩次以下，並調整前後的醣類攝取量。

剛開始進行減醣飲食的時候，體重會減少，身體狀況也會變好，處於一個充滿動力的狀態，甚至會覺得未來不用攝取醣類也沒關係。但是，原本就熱愛醣類的人，即使實行減醣飲食一段時間了，偶爾還是會有想要攝取甜點及拉麵等醣類的衝動。

若非重度的糖尿病患者，且已經透過減醣飲食讓身體變健康了，那麼偶爾吃點高醣食物作為人生樂趣也可以。只要內臟脂肪減少，胰島素機能回復正常，偶爾地攝取一點醣類是沒有問題的。

但是，解禁日的前後要減少醣類攝取量，配合調整兩至三天。當然，也不能因為有調整空間，就在一週內攝取好幾次醣類。減醣的解禁日請設定在一個月兩次以下。切勿回到習慣攝取醣類的生活。

另一方面，若是意志力薄弱，吃一點醣類就會重新點燃對醣類的慾望，擔心會讓醣類攝取變成習慣的重度醣中毒者，建議還是徹底地遠離醣類。

理解度測驗
解答與解說

第42頁
PART1 基礎知識 一起來認識醣類吧！

Q1 **B C D**

A為蛋白質。 **→P14**

Q2 **醣類（碳水化合物） 蛋白質 脂質 →P14**

Q3 **B D →P16**

Q4 **醣類中毒 酒精中毒 尼古丁中毒 →P20**

Q5 **A B C D →P22**

Q6 **C D E F I →P14, 28, 38**

Q7 **A D →P14, 32, 34**

第76頁
PART2 醣類與「身體」醣類與肥胖、糖尿病的密切關係

Q1 **A C**

BMI的計算公式為體重（kg）÷身高（m）÷身高（m）
BMI25以上會診斷為肥胖 **→P44**

Q2 **B→A→D→C →P48**

Q3 **E →P54**

Q4 **A B C →P60**

Q5 **B** 糖化血色素可以掌握過去1～2個月血糖狀態的數值 **→P64**

Q6 **糖尿病神經病變 糖尿病視網膜病變 糖尿病腎病變 →P66**

Q7 **C D**

LDL 低密度膽固醇是壞膽固醇
HDL 高密度膽固醇是好膽固醇 **→P70**

減醣飲食經驗談 1

膝關節積水，決心減重！

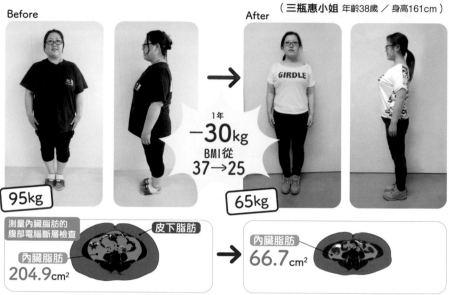

（三瓶惠小姐 年齡38歲 ／ 身高161cm）

Before　　After

關於飲食生活！

幾乎都是自己煮，不過一週會外食2次左右。

Q 有沒有特別喜歡的菜單呢？

A 推薦關東煮！可以多做一些低醣類的蒟蒻。

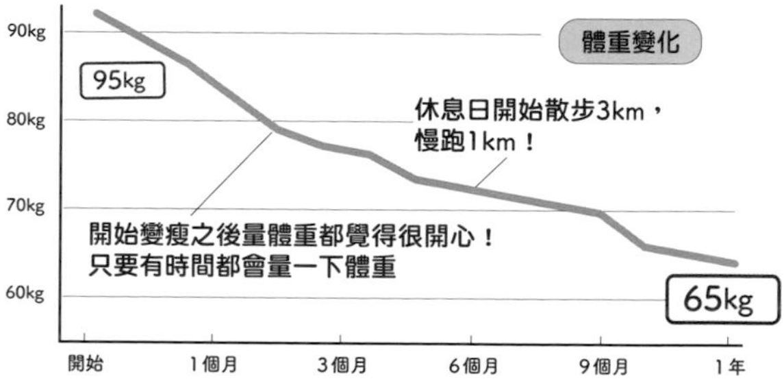

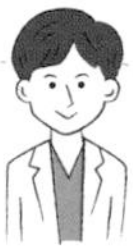

前川醫師的病歷表

內臟脂肪數值在1年內下降，從204.9cm²→66.7cm²。從以零食為主的飲食生活切換成盡力避免零食，就是恢復原本體型的祕訣吧。

減醣飲食明明是在減肥卻能吃很飽！

因為膝關節積水，整形外科醫師告訴我「抽除水分之後會有後遺症，要進行體重管理！」所以下定決心開始減重！剛開始進行減醣飲食的時候，其實不太喜歡吃魚料理，但是飲食生活改善之後，也變得能吃魚，也不會偏食了。比起限制卡路里的方式，減醣飲食的優點就是能吃飽。即使外食，只要去有關東煮和烤雞肉串的店家就沒問題。我每個月都會套一次想穿的衣服，藉以維持減重的動力，並且持續下去。

現在膝蓋不痛了，身體也變得輕盈。距離目標體重還有5kg要減。

減醣飲食經驗談 2

韌帶受損的劇痛因減重獲得改善！

（宮下慎一先生 年齡50歲／身高171cm）

Before

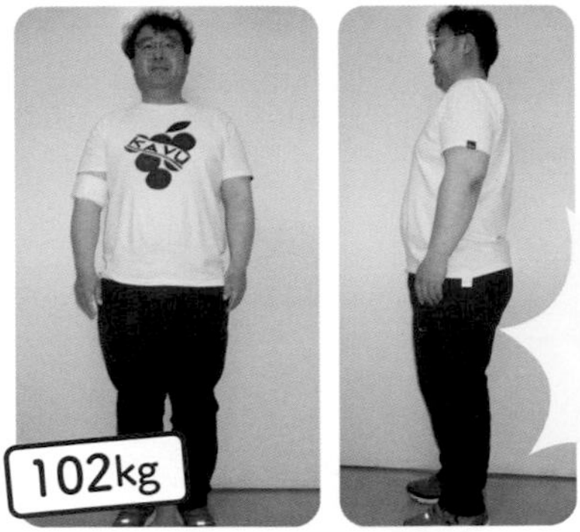

1年5個月
－40kg
BMI從
35→21

After

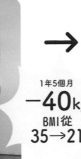

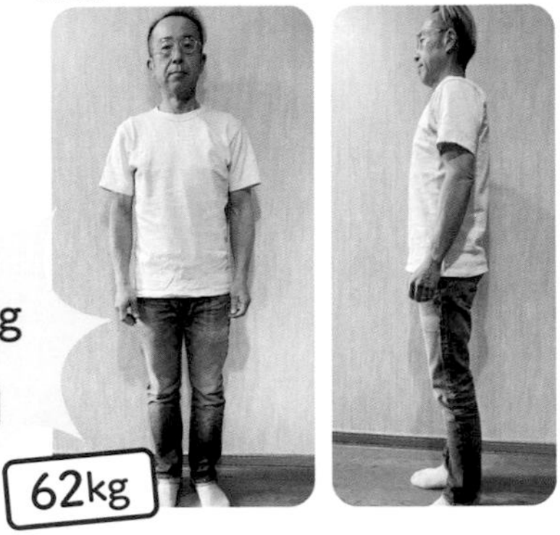

測量內臟脂肪的腹部電腦斷層檢查

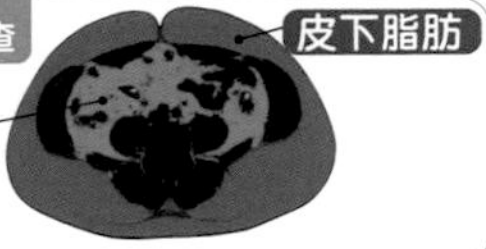

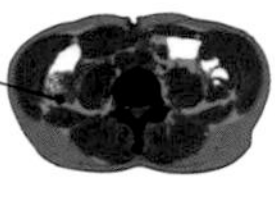

早 早餐是豆腐和蔬菜沙拉。

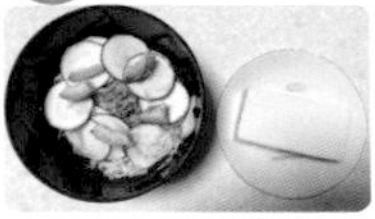

中 午餐是一樣的菜單，再加上即食雞胸和魚肉。

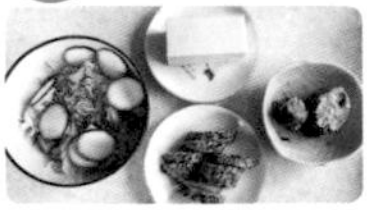

關於飲食生活！

每天幾乎都吃得差不多，調味料只有鹽、醬油、美奶滋。

晚 和早餐一樣的菜單，搭配烤鮭魚及味噌湯。

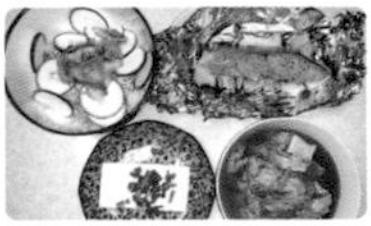

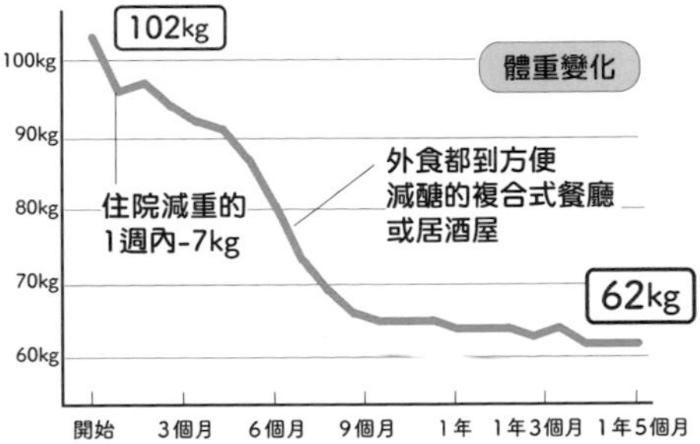

透過減醣飲食不再復胖

我非常喜歡吃麵、飯、麵包等碳水化合物，直到因為韌帶受損被整形外科醫師建議「想要變瘦就趁現在」，才下定決心！由於患有退化性關節炎，因此曾經試過限制卡路里的低卡飲食。確實有點效果，不過馬上就復胖了。但減醣飲食沒有讓我復胖！

進行減醣飲食期間，需要具體知道自己吃了什麼，體重是增加還是減少，所以每天早晚都會量一次體重，並記錄飲食內容。我現在會將減醣飲食變成例行公事。能夠瘦下來也讓我的孩子非常開心，所以我想繼續維持。

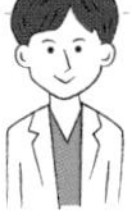

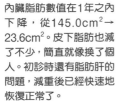

前川醫師的病歷表

內臟脂肪數值在1年之內下降，從145.0cm²→23.6cm²。皮下脂肪也減了不少，簡直就像換了個人。初診時還有脂肪肝的問題，減重後已經快速地恢復正常了。

減醣飲食經驗談 3

肝功能指數恢復正常！

（松本 悟先生 年齡38歲 ／ 身高177cm）

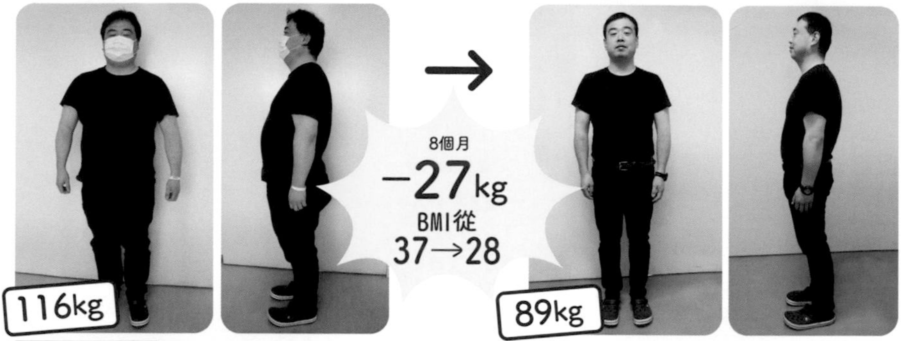

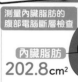

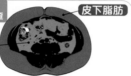

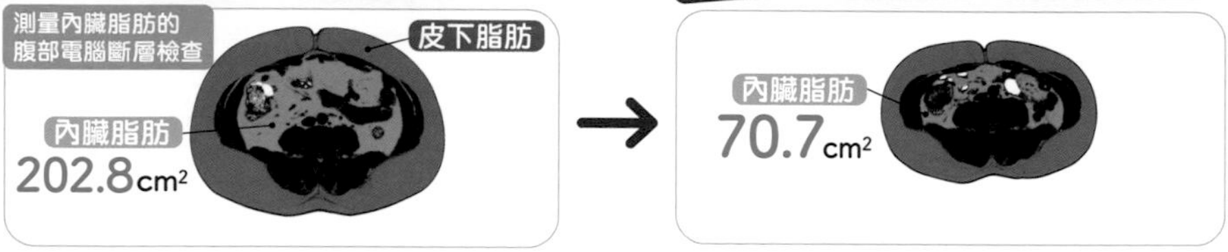

關於飲食生活！

午餐和晚餐都是員工餐。透過正確的選擇方式，即使吃一樣的員工餐也能瘦下來。

Q 吃員工餐的時候要注意什麼呢？

A 不要吃白飯！如果員工餐是丼飯或麵類，就調整之後的飲食。

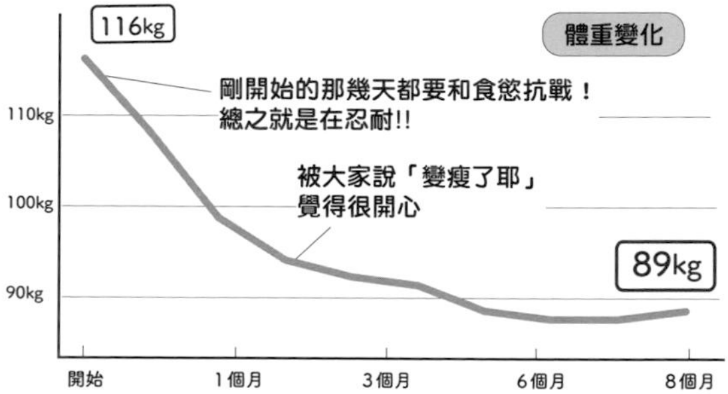

剛開始的那幾天都要和食慾抗戰！
總之就是在忍耐!!
被大家說「變瘦了耶」
覺得很開心

醣類攝取量由自己控制

除了心律不整和睡眠呼吸中止症之外，我還有咳嗽等身體不適的狀況，公司的社長就建議我開始減重。因為非常喜歡高醣類的麵包及白飯，所以剛開始都會覺得肚子餓，但是過了幾天之後身體就習慣了。因為職業性質的關係，公司會提供員工餐，由於不能自己料理，對於自己是否能做到減醣飲食而感到不安。不過，實際在員工餐廳自己裝菜的時候，可以避開含醣量較高的料理，也能自行調整分量，其實滿容易控制的。而且，我有宣稱自己在減重，眾人的目光也是督促我成功的因素之一。

瘦下來之後，心律不整和睡眠呼吸中止的問題就不藥而癒。肝指數也恢復正常，身體的整體狀況都變好了。

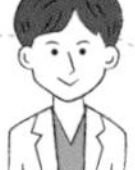

師的
表

多主食和零食
肥胖的原因，
外食為主的生
慎選食物，還
成功減重的。
上症等肥胖的
能夠因此痊癒
子消息。

減醣飲食經驗談 4

在變成糖尿病之前還來得及改變體質

（笹岡惠理小姐 年齡47歲／身高153cm）

Before　　　　After

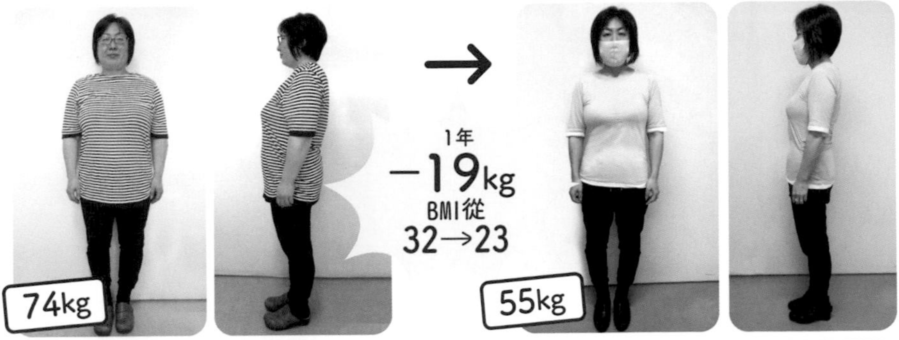

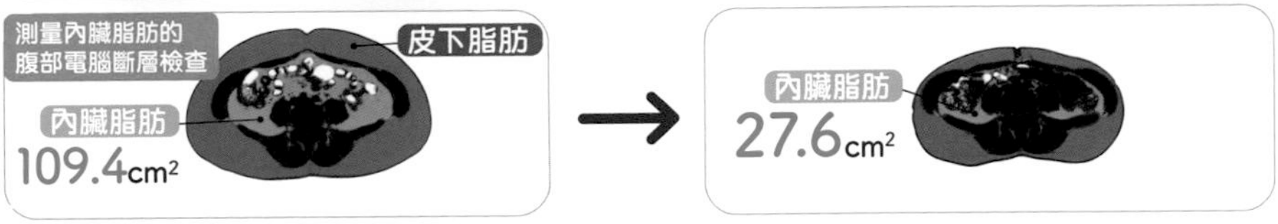

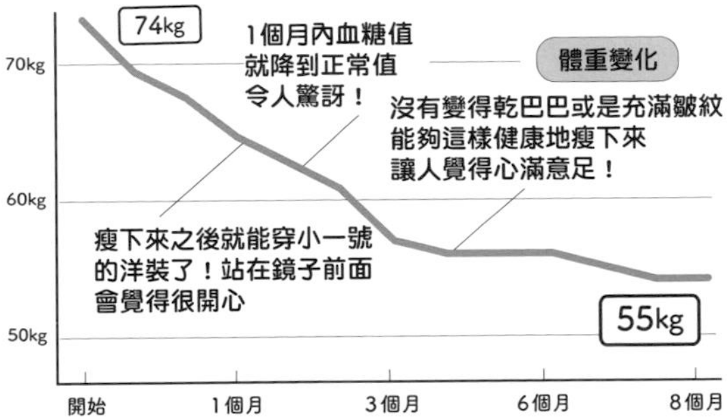

1個月內血糖值
就降到正常值

沒有變得乾巴巴或是充滿皺紋
能夠這樣健康地瘦下來
讓人覺得心滿意足！
瘦下來之後就能穿小一號
的洋裝了！站在鏡子前面
會覺得很開心

關於飲食生活！

大部分都是自己煮，有時候會在超市買一些現成的配菜。

Q 選擇配菜時會注意什麼呢？

A 確認含醣量，像炸雞、炸蝦這種有麵衣的東西會盡量避免。

Q 自己煮要注意什麼呢？

A 完全不使用麵粉、太白粉，以豆渣粉代替。使用零醣類的料理酒及味醂。

每週喝一次酒也能瘦下來！

年輕時只要稍微減肥一下就能看到效果，邁入四十歲後開始實際感覺到自己瘦不下來。看到自己的樣子都覺得討厭，又是疝氣，又是膝蓋痛，還是潛在的糖尿病患……。以前都會肆無忌憚地吃最喜歡的拉麵、義大利麵、零食等等，後來才開始挑戰減醣飲食。即使不能吃碳水化合物，還能吃很多肉類、海鮮、蔬菜等，完全不覺得煩惱。但我沒辦法完全放棄最喜歡的酒類，所以平日會認真地減醣，週末才會解禁一次。即使是這樣，還是可以成功減重。

瘦下來後皮膚狀況變好，還有人說我看起來變年輕了，這也是我能夠維持下去的動力。

前川醫師的病歷表

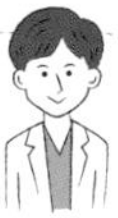

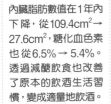

內臟脂肪數值在1年內下降，從109.4cm²→27.6cm²，糖化血色素也從6.5%→5.4%。透過減醣飲食也改善了原本的飲酒生活習慣，變成適量地飲酒。

減醣飲食經驗談 5

改善重度肥胖，使尿酸值下降

（M・T先生 年齡27歲／身高181cm）

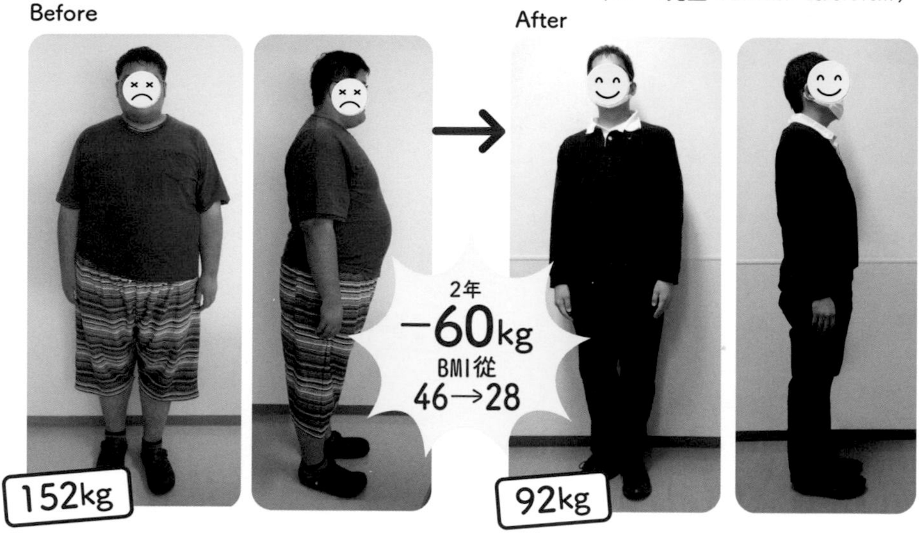

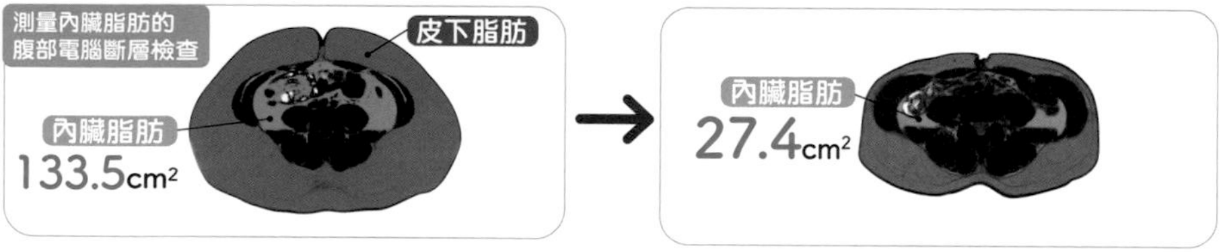

測量內臟脂肪的
腹部電腦斷層檢查
皮下脂肪
內臟脂肪
133.5cm²
內臟脂肪
27.4cm²

實際感覺到變瘦就能繼續維持動力

曾經懷疑自己能不能做到減醣飲食，不過父母的擔心，加上自己也因體重超過150kg而感到焦慮，便開始嘗試減醣。實踐一週內，體重就減輕了6kg。因為效果立竿見影，我也才能夠持續下去。

我以前喜歡喝果汁，一天可以喝掉約二到三瓶500㎖的果汁，戒果汁時就靠喝無糖咖啡和水來克服。現在若想喝點甜的飲料，會改喝含醣量較少的無糖拿鐵。

我以前也很喜歡吃白米飯，而且吃飯速度很快。為了能夠一口咀嚼三十下，我會看對著鏡子吃飯，直到自己養成習慣。想要培養咀嚼習慣的人可以試試看。

以前曾經被說尿酸值太高，隨時都有可能罹患痛風，現在數值已經有所改善，只差一點就能恢復到正常值了。我會加油的。

前川醫師的病歷表

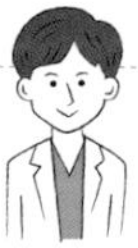

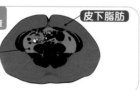

患者以前過著5分鐘內就能吃完大碗飯和配菜的飲食生活，現在透過貫徹咀嚼30下的習慣，成功矯正吃快、吃多的壞習慣。至於醣類，也改成午餐攝取適量的白飯，並戒掉了含糖飲料。只靠飲食療法就瘦了60kg，在筆者的醫師生涯裡也是No.1。

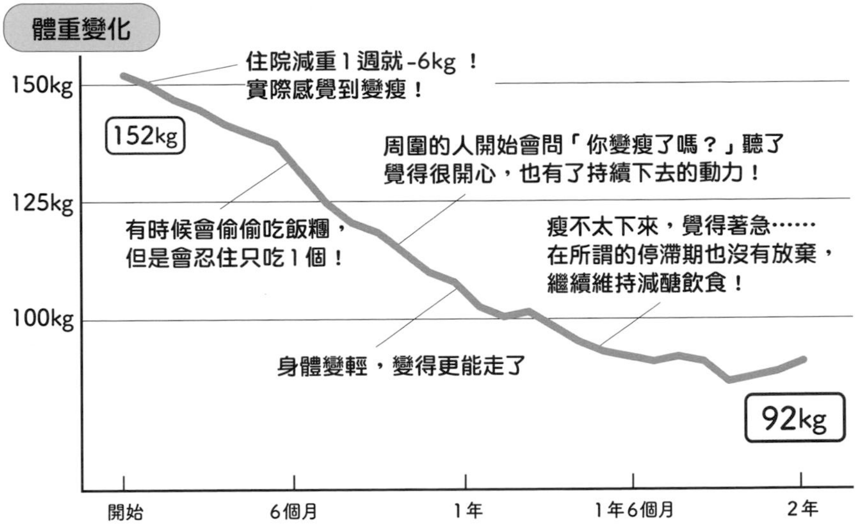
體重變化
150kg
125kg
100kg
152kg
住院減重1週就-6kg！
實際感覺到變瘦！
周圍的人開始會問「你變瘦了嗎？」聽了
覺得很開心，也有了持續下去的動力！
有時候會偷偷吃飯糰，
但是會忍住只吃1個！
瘦不太下來，覺得著急……
在所謂的停滯期也沒有放棄，
繼續維持減醣飲食！
身體變輕，變得更能走了
92kg
開始
6個月
1年
1年6個月
2年

關於飲食生活！

3餐都是自己準備。減醣飲食法可以吃得很飽。

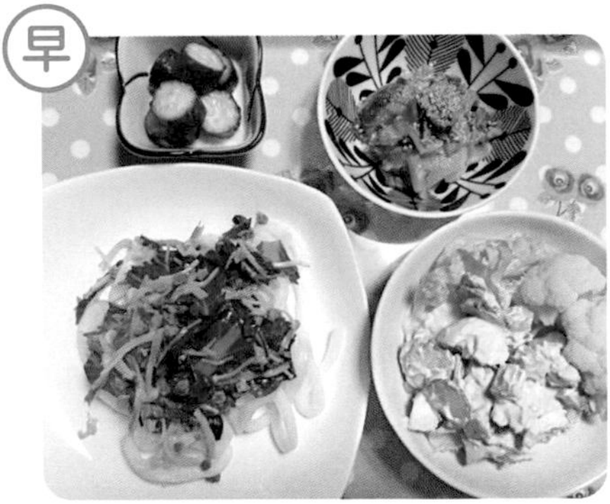
早

早餐以蛋料理及蔬菜為中心。

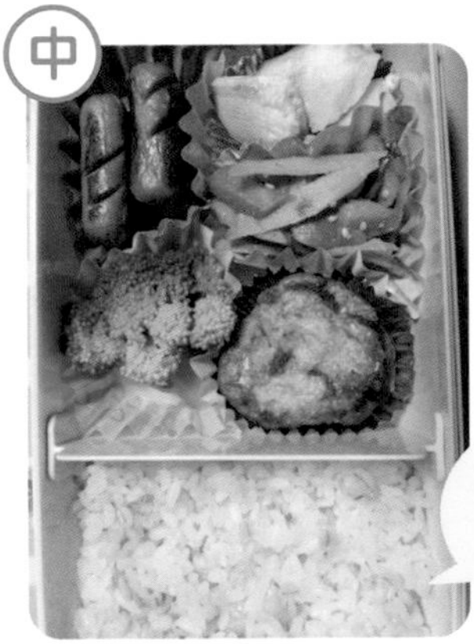
中

滿滿低醣配菜的便當，完全無負擔！白飯中加入燕麥，可以增加膳食纖維。1餐的白飯約控制在120～150g。

白飯只在午餐吃是OK的！

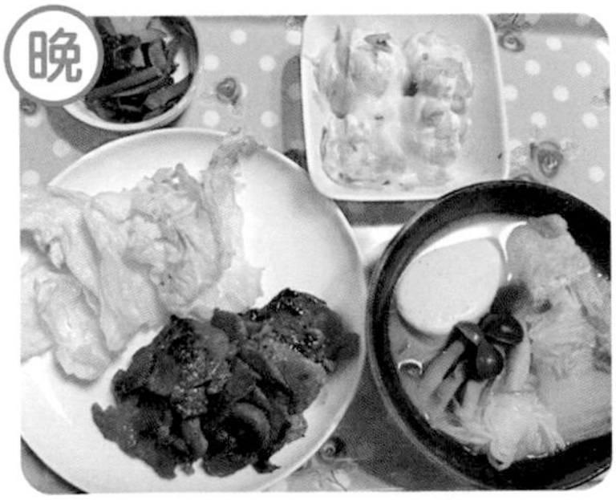
晚

不偏重肉類，以海鮮、豆腐、蔬菜均衡搭配！

食物每100g的 含醣量清單

※ 以「日本食品標準成分表2021年版（八訂）」為準。
※ 醣類、蛋白質、脂質、鹽分（相當食鹽量）將小數第2位四捨五入，標示至小數第1位，卡路里（熱量）則是將小數第1位四捨五入。
※「Tr」是指包含於成分中，但是未達最低記載量。「0」則代表未達食品成分表最低記載量的1/10，或是未檢出。

食品名稱	醣類 g	熱量 kcal	蛋白質 g	脂質 g	鹽分 g
培根	0.3	400	12.9	39.1	2.0
鹽醃牛肉（罐頭）	1.7	191	19.8	13.0	1.8
里肌火腿	2.0	211	18.6	14.5	2.3
薩拉米香腸	2.9	335	16.9	29.7	2.9
維也納香腸	3.3	319	11.5	30.6	1.9
牛肉乾	6.4	304	54.8	7.8	4.8
海鮮					
鰹魚	0	108	25.8	0.5	0.1
鰈魚	0	123	19.9	6.2	0.2
鯖魚	0	211	20.6	16.8	0.3
鱸魚	0	113	19.8	4.2	0.2
白帶魚	0	238	16.5	20.9	0.2
扁口魚	0	94	20.0	2.0	0.1
金目鯛	0	147	17.8	9.0	0.1
銀鱈	0	210	13.6	18.6	0.2
櫻花蝦（水煮）	0	238	16.5	20.9	0.2
竹筴魚	0.1	112	19.7	4.5	0.3
香魚	0.1	93	18.3	2.4	0.2
烏賊（魷魚）	0.1	76	17.9	0.8	0.5
蝦子	0.1	78	18.7	0.4	0.6
金梭魚	0.1	137	18.9	7.2	0.3
紅魽	0.1	119	21.0	4.2	0.2
鰆魚	0.1	161	20.1	9.7	0.2
秋刀魚	0.1	287	18.1	25.6	0.4
吻仔魚乾	0.1	113	24.5	2.1	4.2
章魚	0.1	91	21.7	0.7	0.6
鱈魚	0.1	72	17.6	0.2	0.3
鮪魚肚肉	0.1	308	20.1	27.5	0.2
鮪魚背肉	0.1	115	26.4	1.4	0.1
旗魚	0.1	139	19.2	7.6	0.2
鹽漬鮭魚	0.1	183	22.4	11.1	1.8
甜蝦	0.1	85	19.8	1.5	0.8
真鯛	0.1	160	20.9	9.4	0.1
生鮭魚	0.1	124	22.3	4.1	0.2
沙丁魚	0.2	156	19.2	9.2	0.2
毛蟹（蟹腳・水煮）	0.2	78	18.4	0.5	0.6
蝦子（草蝦）	0.3	77	18.4	0.3	0.4

食品名稱	醣類 g	熱量 kcal	蛋白質 g	脂質 g	鹽分 g
肉類					
雞皮	0	474	6.6	51.6	0.1
雞絞肉	0	171	17.5	12.0	0.1
雞腿肉（去皮）	0	113	19.0	5.0	0.2
雞腿肉（帶皮）	0	190	16.6	14.2	0.2
雞胗	0	86	18.3	1.8	0.1
雞翅小腿（帶皮）	0	175	18.2	12.8	0.2
雞二節翅（帶皮）	0	207	17.4	16.2	0.2
雞中翅	0	189	17.8	14.3	0.2
雞里肌	0.1	98	23.9	0.8	0.1
雞胸肉（去皮）	0.1	105	23.3	1.9	0.1
雞胸肉（帶皮）	0.1	133	21.3	5.9	0.1
鴨胸肉	0.1	304	14.2	29.0	0.2
豬肋排	0.1	366	14.4	35.4	0.1
豬五花肉	0.1	366	14.4	35.4	0.1
豬絞肉	0.1	209	17.7	17.2	0.1
豬梅花肉	0.1	237	17.1	19.2	0.1
豬後腿肉	0.2	171	20.5	10.2	0.1
豬里肌肉	0.2	248	19.3	19.2	0.1
牛肩里肌	0.2	295	16.2	26.4	0.1
牛肋眼	0.2	380	14.1	37.1	0.1
牛舌	0.2	318	13.3	31.8	0.2
鯨魚肉	0.2	100	24.1	0.4	0.2
羊肉	0.2	287	15.6	25.9	0.2
豬菲力	0.3	118	22.2	3.7	0.1
牛五花	0.3	381	12.8	39.4	0.1
牛絞肉	0.3	251	17.1	21.1	0.2
牛肩肉	0.3	231	17.1	19.8	0.2
牛沙朗	0.4	313	16.5	27.9	0.1
牛後腿肉	0.4	196	19.5	13.3	0.1
牛菲力	0.5	177	20.8	11.2	0.1
牛腰臀肉	0.6	234	18.6	17.8	0.1
雞肝	0.6	100	18.9	3.1	0.2
豬肝	2.5	114	20.4	3.4	0.1
牛肝	3.7	119	19.6	3.7	0.1
肉類加工品					
生火腿	0	253	25.7	18.4	5.6

食品名稱	醣類 g	熱量 kcal	蛋白質	脂質	鹽分
鱈魚豆腐	11.4	93	9.9	1.0	1.5
魚板	11.6	80	7.6	0.4	2.0
魚肉香腸	12.6	158	11.5	7.2	2.1
竹輪	13.5	119	12.2	2.0	2.1
薩摩炸魚餅	13.9	135	12.5	3.7	1.9
味醂秋刀魚乾	20.4	382	23.9	25.8	3.6
蛋・加工品					
皮蛋	0.0	188	13.7	16.5	2.0
蛋黃（雞蛋）	0.2	336	16.5	34.3	0.1
鵪鶉蛋	0.3	157	12.6	13.1	0.3
雞蛋	0.4	142	12.2	10.2	0.4
蛋白（雞蛋）	0.5	44	10.1	Tr	0.5
水煮鵪鶉蛋（罐頭）	0.6	162	11.0	14.1	0.5
豆類・加工品					
油豆腐	0	377	23.4	34.4	0
黃豆（水煮）	0	163	14.8	9.8	0
油豆腐皮	0.2	143	10.7	11.3	0
炸豆腐餅	0.2	223	15.3	17.8	0.5
板豆腐	0.4	73	7.0	4.9	Tr
烤豆腐	0.5	82	7.8	5.7	0
嫩豆腐	1.1	56	5.3	3.5	Tr
高野豆腐	1.7	496	50.5	34.1	1.1
豆渣（生）	2.3	88	6.1	3.6	0
四季豆	2.7	23	1.8	0.1	0
豆漿（無糖）	2.9	44	3.6	2.0	0
黃豆（蒸）	3.2	186	16.6	9.8	0.6
生腐皮	3.3	218	21.8	13.7	0
荷蘭豆	4.5	38	3.1	0.2	0
豆漿（調味）	4.5	63	3.2	3.6	0.1
納豆	5.4	190	16.5	10.0	0
甜豌豆	7.4	47	2.9	0.1	0
青豆仁（生）	7.6	76	6.9	0.4	0
黃豆（乾燥）	8.0	372	33.8	19.7	0
豆渣（乾燥）	8.7	333	23.1	13.6	Tr
黃豆粉	10.4	451	36.7	25.7	0
白腎豆（水煮）	10.9	127	9.3	1.2	0
青豆仁（水煮）	12.8	82	3.6	0.4	0.8
蠶豆	12.9	102	10.9	0.2	0
紅豆（水煮）	13.5	122	8.6	0.8	0
綜合豆類（水煮）	14.8	135	9.3	1.6	0
鷹嘴豆（水煮）	15.8	149	9.5	2.5	0
紅豆餡（豆沙）	20.3	147	9.8	0.6	0
紅豆（乾燥）	34.8	304	20.8	2.0	0
白腎豆（乾燥）	36.8	280	22.1	2.5	0
小扁豆（乾燥）	44.0	313	23.2	1.5	0

食品名稱	醣類 g	熱量 kcal	蛋白質	脂質	鹽分
鱈場蟹（蟹腳・水煮）	0.3	77	17.5	1.5	0.8
鰤魚	0.3	222	21.4	17.6	0.1
海瓜子	0.4	27	6.0	0.3	2.2
螢烏賊（水煮）	0.4	91	17.7	2.9	0.6
沙丁魚乾	0.5	206	18.2	18.9	2.8
角蠑螺	0.8	83	19.4	0.4	0.6
干貝	1.5	66	13.5	0.9	0.8
蛤蜊	1.8	35	6.1	0.6	2.0
海膽	3.3	109	16.0	4.8	0.6
鮑魚	3.6	76	14.3	0.8	1.1
蜆	4.5	54	7.5	1.4	0.4
牡蠣	4.9	58	6.9	2.2	1.2
海鮮加工品					
竹筴魚乾	0.1	150	20.2	8.8	1.7
醃漬鯷魚	0.1	157	24.2	6.8	13.1
鰻魚（白燒）	0.1	287	20.7	25.8	0.3
秋刀魚乾	0.1	232	19.3	19.0	1.3
油漬鮪魚（罐頭）	0.1	289	18.8	24.2	0.9
魚乾	0.1	161	20.6	9.4	1.8
櫻花蝦乾	0.1	278	64.9	4.0	3.0
水煮鮭魚（罐頭）	0.1	156	21.2	8.5	0.6
鮭魚卵	0.2	252	32.6	15.6	2.3
水煮鯖魚（罐頭）	0.2	174	20.9	10.7	0.9
柳葉魚	0.2	152	21.0	8.1	1.2
水煮鮪魚（罐頭）	0.2	70	16.0	0.7	0.5
油漬沙丁魚（罐頭）	0.3	351	20.3	30.7	0.8
蝦米	0.3	207	48.6	2.8	3.8
柴魚片	0.4	327	75.7	3.2	1.2
魷魚乾	0.4	304	69.2	4.3	2.3
鱈魚子	0.4	131	24.0	4.7	4.6
沙丁魚乾	0.5	206	18.2	18.9	2.8
鯡魚卵	0.6	80	15.0	3.0	1.2
生筋子	0.9	263	30.5	17.4	4.8
醋漬鯖魚	1.7	292	18.6	26.9	1.6
水煮海瓜子（罐頭）	1.9	102	20.3	2.2	1.0
辛子明太子	3.0	121	21.0	3.3	5.6
鰻魚（蒲燒）	3.1	285	23.0	21.0	1.3
醬燒秋刀魚（罐頭）	5.6	259	18.9	18.9	1.4
魚丸	6.5	104	12.0	4.3	1.4
鹽辛	6.5	114	15.2	3.4	6.9
味噌鯖魚（罐頭）	6.6	210	16.3	13.9	1.1
醬燒烏賊（罐頭）	7.7	127	21.4	1.8	1.8
蟹味棒	9.2	89	12.1	0.5	2.2
魚板	9.7	93	12.0	0.9	2.5
蒲燒秋刀魚（罐頭）	9.7	219	17.4	13.0	1.5

食品名稱	醣類 g	熱量 kcal	蛋白質		
青辣椒	**2.1**	25	1.9	0.3	0
芹菜	**2.1**	12	0.4	0.1	0.1
細香蔥	**2.3**	34	4.2	0.3	0
白花椰菜	**2.3**	28	3.0	0.1	0
冬瓜	**2.5**	15	0.5	0.1	0
白蘿蔔	**2.8**	15	0.4	0.1	0
吉康菜	**2.8**	17	1.0	Tr	0
青椒	**2.8**	20	0.9	0.2	0
茄子	**2.9**	18	1.1	0.1	0
土當歸	**2.9**	19	0.8	0.1	0
細蔥	**2.9**	26	2.0	0.3	0
大頭菜	**3.2**	21	1.0	0.0	0
蕪菁	**3.4**	19	0.6	0.1	0
高麗菜	**3.4**	21	1.3	0.2	0
款冬花蕾	**3.6**	38	2.5	0.1	0
番茄	**3.7**	20	0.7	0.1	0
紫高麗菜	**3.9**	30	2.0	0.1	0
球芽甘藍	**4.4**	52	5.7	0.1	0
薑	**4.5**	28	0.9	0.3	0
黃椒	**5.3**	28	0.8	0.2	0
紅椒	**5.6**	28	1.0	0.2	0
小番茄	**5.8**	30	1.1	0.1	0
長蔥	**5.8**	35	1.4	0.1	0
紅蘿蔔	**6.3**	30	0.8	0.1	0.1
甜菜根	**6.6**	38	1.6	0.1	0.1
洋蔥	**6.9**	33	1.0	0.1	0
紫洋蔥	**7.3**	34	0.9	0.1	0
牛蒡	**9.7**	58	1.8	0.1	0
紅辣椒（乾燥）	**12.0**	270	14.7	12.0	0
蓮藕	**13.5**	66	1.9	0.1	0.1
山葵	**14.0**	89	5.6	0.2	0.1
南瓜	**17.1**	78	1.9	0.3	0
大蒜	**21.3**	129	6.4	0.9	Tr
瓠瓜（乾燥）	**38.0**	239	6.3	0.2	0
蔬菜加工品					
榨菜	**0**	20	2.5	0.1	13.7
蓴菜	**0**	4	0.4	0	0
醃漬白菜	**1.5**	17	1.5	0.1	2.1
醃漬野澤菜	**1.6**	17	1.2	0.1	1.5
水煮竹筍	**1.7**	22	2.7	0.2	0.0
柴漬（紫蘇漬茄子）	**2.6**	27	1.4	0.2	4.1
水煮整顆番茄（罐頭）	**3.1**	21	0.9	0.2	Tr
醃漬黃蘿蔔	**8.5**	43	0.6	0.3	3.3
糖醋嫩薑	**8.9**	47	0.2	0.4	2.0
綜合蔬菜（冷凍）	**9.2**	67	3.0	0.7	0.1

食品名稱	醣類 g	熱量 kcal	蛋白質		
鷹嘴豆（乾燥）	**45.2**	336	20.0	5.2	0
紅豆餡（顆粒）	**48.3**	239	5.6	0.6	0.1
蔬菜					
水田芥	**0**	13	2.1	0.1	0.1
羅勒	**0**	21	2.0	0.6	0
黃豆芽	**0**	29	3.7	1.5	0
紫蘇葉	**0.2**	32	3.9	0.1	0
塌棵菜	**0.3**	12	1.3	0.2	0.1
菠菜	**0.3**	18	2.2	0.4	0
埃及國王菜	**0.4**	36	4.8	0.5	0
落葵	**0.4**	11	0.7	0.2	0
小松菜	**0.5**	13	1.5	0.2	0
蘘荷	**0.5**	11	0.9	0.1	0
芝麻葉	**0.5**	17	1.9	0.4	0
嫩莖萵苣	**0.5**	14	1.2	0.4	0
山茼蒿	**0.7**	20	2.3	0.3	0.2
白蘿蔔葉	**0.7**	17	2.0	0.2	0.1
豆苗	**0.7**	28	3.8	0.4	Tr
青江菜	**0.8**	9	0.6	0.1	0.1
無翅豬毛菜	**0.9**	16	1.4	0.2	0.1
蘿蔓萵苣	**0.9**	10	1.0	0.2	0
蕪菁葉	**1.0**	20	2.3	0.1	0.1
明日葉	**1.1**	30	3.3	0.1	0.2
鴨兒芹	**1.2**	19	1.9	0.1	0
紅葉萵苣	**1.2**	15	1.2	0.2	0
山苦瓜	**1.3**	15	1.0	0.1	0
韭菜	**1.3**	18	1.7	0.3	0
豆芽菜	**1.3**	15	1.7	0.1	0
白蘿蔔苗	**1.4**	21	2.1	0.5	0
綠橡葉萵苣	**1.4**	16	1.4	0.1	0
櫛瓜	**1.5**	16	1.3	0.1	0
竹筍	**1.5**	27	3.6	0.2	0
辣椒	**1.5**	32	3.4	0.1	0
青花菜	**1.5**	37	5.4	0.6	Tr
秋葵	**1.6**	26	2.1	0.2	0
油菜花	**1.6**	34	4.4	0.2	0
萵苣	**1.7**	11	0.6	0.1	0
蜂斗菜	**1.7**	11	0.3	0	0.1
水菜	**1.8**	23	2.2	0.1	0.1
羽衣甘藍	**1.9**	26	2.1	0.4	0
小黃瓜	**1.9**	13	1.0	0.1	0
紅菊苣	**1.9**	17	1.1	0.2	0
白菜	**1.9**	13	0.8	0.1	0
迷你白蘿蔔（二十日大根）	**1.9**	13	0.8	0.1	0
蘆筍	**2.1**	21	2.6	0.2	0

食品名稱	醣類 g	熱量 kcal	蛋白質	脂質	
鹼水麵（蒸）	32.5	162	4.9	1.7	0.3
米粉麵包	41.4	256	(8.8)	(6.7)	(0.9)
可頌（牛角包）	42.1	438	7.9	26.8	1.2
吐司	42.2	248	8.9	4.1	1.2
麵包粉（生）	44.6	277	11.0	5.1	0.9
生義大利麵	45.4	232	7.8	1.9	1.2
印度烤餅	45.6	257	10.3	3.4	1.3
烤米棒	45.8	200	3.2	0.4	0
比薩餅皮	48.8	265	9.1	3.0	1.3
麥麩・豆輪	51.6	361	30.2	3.4	0.3
貝果	52.1	270	9.6	2.0	1.2
小町麩	53.2	357	28.5	2.7	0.6
餃子皮	54.8	275	9.3	1.4	0
法國麵包	54.8	289	9.4	1.3	1.6
燒賣皮	56.7	275	8.3	1.4	0
春捲皮	57.7	288	8.3	1.6	1.1
麵包粉	59.4	369	14.6	6.8	1.2
燕麥片	59.7	350	13.7	5.7	0
十五穀米	61.5	353	9.8	6.2	0
大麥片	61.8	343	10.9	2.1	0
裸麥粉	62.9	324	8.5	1.6	0
油麵（乾麵）	63.0	344	14.0	2.3	2.2
鹼水麵（乾燥）	64.2	337	11.7	1.6	1.0
蕎麥粉	65.3	339	12.0	3.1	0
義大利麵（乾麵）	67.7	347	12.9	1.8	0
高筋麵粉	69.0	337	11.8	1.5	0
烏龍麵（乾麵）	69.5	333	8.5	1.1	4.3
麵線（乾麵）	70.2	333	9.5	1.1	3.8
大阪燒預拌粉	70.8	335	10.1	1.9	3.7
米（糙米）	71.3	346	6.8	2.7	0
鬆餅預拌粉	72.6	360	7.8	4.0	1.0
低筋麵粉	73.3	349	8.3	1.5	0
米（糯米）	76.7	343	6.4	1.2	0
米（梗米）	77.1	342	6.1	0.9	0
上新粉	77.9	343	6.2	0.9	0
炊粉	79.0	360	7.0	1.6	0
白玉粉	79.5	347	6.3	1.0	0
玉米脆片	81.2	380	7.8	1.7	2.1
米粉	81.3	356	6.0	0.7	0
片栗粉	81.6	338	0.1	0.1	0
米紙	83.5	339	0.5	0.3	1.7
種子類					
核桃（烤）	4.2	713	14.6	68.8	0
南瓜子	4.7	590	26.5	51.8	0.1
芝麻	5.9	605	20.3	54.2	0

食品名稱	醣類 g	熱量 kcal	蛋白質		
甜玉米粒（罐頭）	14.5	78	2.3	0.5	0.5
醃漬小黃瓜	16.6	70	0.3	0.1	1.1
玉米醬（罐頭）	16.8	82	1.7	0.5	0.7
福神漬	29.4	137	2.7	0.1	5.1
醃蘿蔔乾	48.4	280	9.7	0.8	0.5
菇類・加工品					
蘑菇	0.1	15	2.9	0.3	0
舞菇	0.9	22	2.0	0.5	0
鴻喜菇	1.3	22	2.7	0.5	0
生香菇	1.5	25	3.1	0.3	0
滑菇	2.0	21	1.8	0.2	0
杏鮑菇	2.6	31	2.8	0.4	0
秀珍菇	3.6	34	3.3	0.3	0
金針菇	3.7	34	2.7	0.2	0
調味金針菇（罐頭）	12.8	76	3.6	0.3	4.3
木耳（乾燥）	13.7	216	7.9	2.1	0.1
乾香菇	15.8	258	21.2	2.8	Tr
海藻類					
海帶芽根	0	14	0.9	0.6	0.4
水雲	0	4	0.2	0.1	0.2
海帶芽梗	0.4	18	1.1	0.3	7.9
生海帶芽	2.0	24	1.9	0.2	1.5
海帶芽（乾燥）	2.9	186	17.9	4.0	23.5
鹿尾菜（乾燥）	4.2	186	9.2	3.2	4.7
青海苔	5.8	249	29.4	5.2	8.1
烤海苔	8.3	297	41.4	3.7	1.3
紫菜	12.6	201	22.1	0.6	9.9
醬油海苔	16.6	301	40.0	3.5	4.3
海苔佃煮	17.0	148	14.4	1.3	5.8
鹽昆布	23.9	193	16.9	0.4	18.0
薯類・加工品					
蒟蒻	0.1	5	0.1	Tr	0
蒟蒻絲	0.1	7	0.2	Tr	0
馬鈴薯	8.4	59	1.8	0.1	0
芋頭	10.8	53	1.5	0.1	0
山藥	12.9	64	2.2	0.3	0
番薯	29.7	126	1.2	0.2	Tr
冬粉（乾燥）	85.4	346	0	0.2	Tr
葛粉（乾燥）	86.8	341	0.2	0.2	0
粉圓（乾燥）	87.3	352	0	0.2	Tr
穀物類					
烏龍麵（水煮）	20.3	95	2.6	0.4	0.3
蕎麥麵（水煮）	23.1	130	4.8	1.0	0
麵線（水煮）	24.9	114	3.5	0.4	0.2
竹輪麩	29.6	160	7.1	1.2	0

食品名稱	[redacted]	熱量 kcal	蛋白質	[redacted]	[redacted]
調味料					
柴魚高湯	**0**	2	0.4	Tr	0.1
魚乾高湯	**0**	1	0.1	0.1	0.1
食鹽	**0**	0	0	0	97.3
昆布高湯	**0.9**	4	0.1	Tr	0.2
紅酒醋	**1.2**	36	0.1	Tr	0
魚露	**2.7**	47	9.1	0.1	22.9
柚子胡椒	**3.1**	37	1.3	0.8	25.2
美奶滋	**3.6**	669	1.4	76.0	1.9
豆瓣醬	**3.6**	49	2.0	2.3	17.8
高湯醬油	**4.1**	40	(4.0)	0	(7.3)
日本酒	**4.9**	107	0.4	Tr	0
淡口醬油	**5.8**	60	5.7	0	16.0
米醋	**7.4**	59	0.2	0	0
濃口醬油	**7.9**	77	7.7	0	14.5
番茄泥	**8.1**	44	1.9	0.1	Tr
麵味露（原味）	**8.7**	44	2.2	0	3.3
烏醋	**9.0**	66	1.0	0	Tr
桔醋醬油	**10.5**	62	3.7	0	7.8
多蜜醬汁	**11.0**	82	2.9	3.0	1.3
壽司醋	**14.3**	81	(0.2)	0	(9.8)
溜醬油	**15.9**	111	11.8	0	13.0
味噌（淺色辛味噌）	**17.0**	182	12.5	6.0	12.4
味噌（八丁味噌）	**17.0**	178	13.1	5.5	13.0
蠔油	**18.1**	105	7.7	0.3	11.4
巴薩米克醋	**19.4**	116	0.5	0	0.1
麥味噌	**23.7**	184	9.7	4.3	10.7
甜辣醬	**24.4**	112	1.8	0.1	3.0
番茄醬	**25.9**	106	1.6	0.2	3.1
伍斯特醬	**26.6**	122	1.0	0.1	8.5
中濃醬汁	**29.9**	132	0.8	0.1	5.8
和風高湯素（顆粒）	**31.1**	223	24.2	0.3	40.6
燒肉沾醬	**31.9**	165	(4.3)	(2.2)	(8.3)
味噌（甜味噌）	**32.3**	206	9.7	3.0	6.1
大阪燒醬汁	**32.8**	146	1.6	0.1	4.9
甜麵醬	**35.0**	249	8.5	7.7	7.3
中華高湯素（顆粒）	**36.6**	210	12.6	1.6	47.5
咖哩塊	**38.3**	474	6.5	34.1	10.6
西式高湯素（顆粒）	**41.8**	233	7.0	4.3	43.2
本味醂	**43.2**	241	0.3	Tr	0
牛肉燴飯調理塊	**45.0**	501	5.8	33.2	10.7
辛香料					
法式顆粒芥末醬	**12.7**	229	7.6	16.0	4.1
法式芥末醬	**13.1**	175	4.8	10.6	3.0
咖哩粉	**26.4**	338	13.0	12.2	0.1

食品名稱		熱量 kcal	蛋白質		
杏仁（烤）	**9.7**	608	20.3	54.1	0
花生（烤）	**9.9**	613	25.0	49.6	0
杏仁（乾燥）	**10.8**	609	19.6	51.8	0
花生米	**17.3**	599	20.6	50.4	0.9
栗子	**32.7**	147	2.8	0.5	0
銀杏	**33.2**	168	4.7	1.6	0
果實類					
黑橄欖（去籽）	**0.5**	141	0.8	14.3	5.1
綠橄欖（去籽）	**1.2**	148	1.0	15.0	3.6
酪梨	**2.3**	178	2.1	17.5	Tr
酸梅乾（去籽）	**5.3**	29	0.9	0.7	18.2
覆盆子	**5.5**	36	1.1	0.1	0
草莓	**7.1**	31	0.9	0.1	0
木瓜	**7.3**	33	0.5	0.2	0
檸檬	**7.6**	43	0.9	0.7	0
桃子	**8.9**	38	0.6	0.1	0
柳橙	**9.0**	42	1.0	0.1	0
白葡萄柚	**9.0**	40	0.9	0.1	0
粉紅葡萄柚	**9.0**	40	0.9	0.1	0
西瓜	**9.2**	41	0.6	0.1	0
藍莓	**9.6**	48	0.5	0.1	0
哈密瓜	**9.8**	40	1.1	0.1	0
梨子	**10.4**	38	0.3	0.1	0
奇異果	**10.8**	51	1.0	0.2	0
橘子	**11.0**	49	0.7	0.1	0
無花果	**12.4**	57	0.6	0.1	0
鳳梨	**12.5**	54	0.6	0.1	0
法蘭西梨	**12.5**	48	0.3	0.1	0
金橘	**12.9**	67	0.5	0.7	0
日本櫻桃	**14.0**	64	1.0	0.2	0
蘋果	**14.3**	56	0.2	0.3	0
柿子	**14.3**	63	0.4	0.2	0
葡萄	**15.2**	58	0.4	0.1	0
芒果	**15.6**	68	0.6	0.1	0
美國櫻桃	**16.6**	70	0.6	0.1	0
黃桃（罐頭）	**19.2**	83	0.5	0.1	0
白桃（罐頭）	**19.2**	82	0.5	0.1	0
綜合水果（罐頭）	**19.2**	79	0.4	0.1	0
鳳梨（罐頭）	**19.8**	76	0.4	0.1	0
香蕉	**21.4**	93	1.1	0.2	0
李子（乾燥）	**55.2**	211	2.4	0.2	0
柿餅	**57.3**	274	1.5	1.7	0
杏桃（乾燥）	**60.6**	296	9.2	0.4	0
無花果（乾燥）	**64.6**	272	3.0	1.1	0.2
葡萄乾	**76.2**	324	2.7	0.2	Tr

食品名稱	醣類 g	熱量 kcal	蛋白質		
加工起司	1.3	313	22.7	26.0	2.8
切達起司	1.4	390	25.7	33.8	2.0
茅屋起司	1.9	99	13.3	4.5	1.0
帕馬森起司	1.9	445	44.0	30.8	3.8
鮮奶油（植物性）	3.3	353	1.3	39.5	0.1
莫札瑞拉起司	4.2	269	18.4	19.9	0.2
牛奶	4.8	61	3.3	3.8	0.1
優格（無糖）	4.9	56	3.6	3.0	0.1
低脂鮮奶	5.5	42	3.8	1.0	0.2
鮮奶油（動物性）	6.5	404	1.9	43.0	0.1
軟性飲料					
烏龍茶	0.1	0	Tr	0	0
焙茶	0.1	0	Tr	0	0
紅茶	0.1	1	0.1	0	0
煎茶	0.2	2	0.2	0	0
麥茶	0.3	1	Tr	0	0
咖啡	0.7	4	0.2	Tr	0
奶茶	1.3	17	0.9	1.0	0
義式濃縮咖啡	3.5	20	1.0	Tr	0
咖啡拿鐵	4.2	52	2.8	3.2	0.1
牛奶	4.8	61	3.3	3.8	0.1
運動飲料	5.1	21	0	Tr	0.1
熱可可	9.8	94	4.1	4.7	0.1
檸檬汽水	10.2	41	Tr	Tr	0
可樂	11.4	46	0.1	Tr	0
甜酒釀	17.9	76	1.7	0.1	0.2
酒類					
威士忌	0	234	0	0	0
白蘭地	0	234	0	0	0
燒酒（25度）	0	144	0	0	0
泡盛	0	206	Tr	Tr	0
Highball（高球）	0	44	0	0	0
伏特加（雙份）加冰塊	0	237	0	0	0
紅酒	1.5	68	0.2	Tr	0
白酒	2.0	75	0.1	Tr	0
香檳	2.2	80	0.1	0	0
燒酒調酒	2.8	51	0	0	0
啤酒	3.1	39	0.3	0	0
黑啤酒	3.4	45	0.4	Tr	0
日本酒	3.6	102	0.4	Tr	0
粉紅酒	4.0	71	0.1	Tr	0
紹興酒	5.1	126	1.7	Tr	0
梅酒	20.7	155	0.1	Tr	0
山葵泥	39.8	265	3.3	10.3	6.1
日式黃芥末醬	40.1	314	5.9	14.5	7.4
肉荳蔻粉	47.5	520	5.7	38.5	0
羅勒（乾燥）	50.6	308	21.1	2.2	0.1
巴西利（乾燥）	51.6	307	28.7	2.2	2.2
匈牙利紅椒粉	55.6	341	15.5	11.6	0.2
辣椒粉	60.1	374	15.0	8.2	6.4
黑胡椒	66.6	362	11.0	6.0	0.2
一味唐辛子	66.8	412	16.2	9.7	0
山椒	69.6	375	10.3	6.2	0
白胡椒	70.1	376	10.1	6.4	0
大蒜粉	73.8	380	19.9	0.8	0
多香果	75.2	364	5.6	5.6	0.1
肉桂粉	79.6	356	3.6	3.5	0.1
甜味劑					
藍莓果醬	39.5	174	0.7	0.3	0
黑糖蜜	50.5	199	1.0	0	Tr
草莓果醬	62.0	250	0.4	0.1	0
柑橘果醬	62.5	233	0.2	0.1	0
楓糖漿	66.3	266	0.1	0	0
白糖蜜	67.9	267	0	0	0
阿拉伯樹膠糖漿	76.6	294	0	0	0
蜂蜜	81.9	329	0.3	Tr	0
水飴	85.0	342	0	0	0
黑糖	90.3	352	1.7	Tr	0.1
二號砂糖	99.0	393	0.2	Tr	0
三溫糖	99.0	390	Tr	0	Tr
上白糖	99.3	391	0	0	0
糖粉	99.7	393	0	0	0
細砂糖	100.0	393	0	0	0
油脂類					
亞麻仁油	0	897	0	100.0	0
紫蘇油	0	897	0	100.0	0
橄欖油	0	894	0	100.0	0
麻油	0	890	0	100.0	0
菜籽油	0	887	0	100.0	0
豬油	0	885	0	100.0	0
大豆油	0	885	0	100.0	0
奶油（無鹽）	0.2	720	0.5	83.0	0
奶油（含鹽）	0.2	700	0.6	81.0	1.9
乳瑪琳	0.5	715	0.4	83.1	1.3
奶油（發酵）	4.4	713	0.6	80.0	1.3
奶類・乳製品					
卡門貝爾起司	0.9	291	19.1	24.7	2.0
藍紋起司	1.0	326	18.8	29.0	3.8

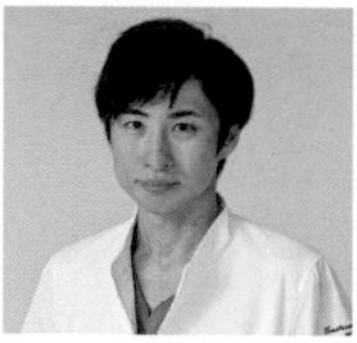

著者 **前川 智** (Maekawa Satoshi)

1975年生於大阪府岸和田市。畢業於產業醫學大學醫學部。現職為長野松代総合病院減重科部長、消化內科部長。同時具有日本肥胖學會肥胖症專科醫師、指導醫師，及醫學博士的身分。2010年開始結合減醣飲食療法、行為療法、運動療法提出正確的減重計畫，實行「住院減重」。此後有一千位以上的患者住院，且減重成功率達100%。著作有《やぶ患者になるな！》（幻冬舎），並監修《10分で2品！やせる糖質オフレシピ》（西東社）《内臓脂肪もスッキリ落ちるやせる！糖質オフ決定版》（永岡書店）《一週間で痩せる！自宅でできる糖質制限プログラム》（ぴあ）等書。也曾參與NHK「チョイス＠病気になったとき」及CBC電視「GOGO!Smile!」等各種電視節目。

料理	長野松代総合病院栄養管理部
營養計算	弥冨秀江（株式会社ヘルスイノベーション）
運動指導	渡邊 徹（パーソナルトレーニングCLUB-J、長野市）
設計	毛利則之（梅田敏典デザイン事務所）
插畫	アライヨウコ
攝影	田中宏幸
照片提供	食のスタジオ、STUDIO DUNK、田口周平
校閱	池田明美（夢の本棚社）
編輯協助	平山祐子、吉崎明花

圖解人體最便捷的能量來源 醣類
零概念也能樂在其中！瞭解醣類的功能&機轉

2022年11月1日初版第一刷發行

著　　者　前川智
譯　　者　徐瑜芳
編　　輯　魏紫庭
美術編輯　黃瀞瑢
發 行 人　若森稔雄
發 行 所　台灣東販股份有限公司
＜地址＞台北市南京東路4段130號2F-1
＜電話＞（02）2577-8878
＜傳真＞（02）2577-8896
＜網址＞http://www.tohan.com.tw
郵撥帳號　1405049-4
法律顧問　蕭雄淋律師
總 經 銷　聯合發行股份有限公司
＜電話＞（02）2917-8022

購買本書者，如遇缺頁或裝訂錯誤，請寄回調換（海外地區除外）。
Printed in Taiwan

國家圖書館出版品預行編目（CIP）資料

圖解人體最便捷的能量來源 醣類：零概念也能樂在其中！瞭解醣類的功能＆機轉／前川智著；徐瑜芳譯. -- 初版. -- 臺北市：臺灣東販股份有限公司, 2022.11
160面；14.8×21公分
譯自：イラスト＆図解ゼロから知りたい！糖質の教科書
ISBN 978-626-329-572-8（平裝）
411.3　　111016109